Kolloidales Silber

1. Auflage Juni 2013
2. Auflage als Sonderausgabe November 2015
3. Auflage als Sonderausgabe Januar 2017
4. Auflage als Sonderausgabe Juni 2018
5. Auflage als Sonderausgabe Oktober 2020
6. Auflage als Sonderausgabe September 2021
7. Auflage als Sonderausgabe Januar 2023
8. Auflage als Sonderausgabe April 2025

Umschlaggestaltung, Satz und Layout: Christine Ibele

ISBN 978-3-86445-265-9

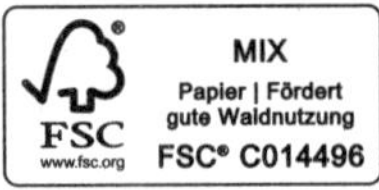

Gerne senden wir Ihnen unser Verlagsverzeichnis
Kopp Verlag
Bertha-Benz-Straße 10
72108 Rottenburg
E-Mail: info@kopp-verlag.de
Tel.: (0 74 72) 98 06-10
Fax: (0 74 72) 98 06-11

Unser Buchprogramm finden Sie auch im Internet unter:
www.kopp-verlag.de

Oliver Franneck

Kolloidales Silber

Das Kompendium der Alternativen Silberheilkunde

KOPP VERLAG

Inhalt

Wichtige Hinweise von Verlag und Autor

Dieses Buch dient ausschließlich der Information über Hypothesen, Methoden und Verfahren der Gesundheitsvorsorge und der Selbsthilfe. Wer die mitgeteilten Informationen oder Geräte anwendet, tut dies ausschließlich in eigener Verantwortung. Autor und Verlag beabsichtigen auf keinen Fall, Diagnosen zu stellen, medizinische Ratschläge oder therapeutische Empfehlungen zu geben. Auch sind diese Informationen nicht als Ersatz für professionellen und kompetenten medizinischen Rat bei gesundheitlichen Beschwerden und Störungen zu verstehen. Jeder Leser ist daher für sein persönliches Handeln und Entscheiden selbst verantwortlich.

Die in diesem Handbuch aufgeführten Informationen (Methoden, Dosierungen, Tabellen, Wirkungen, Nebenwirkungen, Empfehlungen, Aussagen, Meinungen, Hypothesen, Forschungsergebnisse etc.) sind unabhängig von ihrer sachlichen und fachlichen Richtigkeit und ihrem objektiven Wahrheitsgehalt recherchiert worden und spiegeln in ihrer Aussagebedeutung die zum Teil widersprüchlichen Informationen und Auffassungen sowie die divergierenden Glaubensrichtungen und Dogmen der Befürworter und Gegner der Anwendung von (kolloidalem) Silber in der Medizin wider. Die recherchierten Texte geben nicht immer die Meinungen des Autors und des Verlages wieder und erheben keinen Anspruch auf Vollständigkeit. Trotz größter Sorgfalt bei der Erstellung der Texte können Fehler nicht vollständig ausgeschlossen werden.

Die Informationen entsprechen dem derzeitigen Wissensstand.

Einleitung

Wir leben in einem Zeitalter des Umbruchs, in dem sich einerseits ein immer stärkeres Bedürfnis nach neuen Wegen entwickelt, andererseits die Erkenntnis besteht, dass sich die über Jahrhunderte etablierten Strukturen nicht einfach in Luft auflösen können, sondern noch verteidigt werden.

Ein gutes Beispiel ist das deutsche Gesundheitswesen, das als eines der besten der Welt gilt. Wer eine medizinische Leistung benötigt, bekommt sie – ohne Ansehen der Person, des Geschlechts, des Alters, der Rasse oder seiner finanziellen Mittel. Dennoch steckt der Gesundheitssektor in der Krise. Einer der Gründe ist der wirtschaftliche Aspekt mit ständig steigenden Krankenkassenbeiträgen. Zudem treibt ein undurchsichtiges Geflecht aus Verträgen zwischen Ärzten, Pharmaherstellern, Apothekern und Krankenkassen die Preise für Behandlungen und Medikamente in die Höhe und behindert wirklichen medizinischen Fortschritt. Ein medizinischer Aspekt ist die mitunter voreilige Verschreibung unzähliger Medikamente, speziell der Antibiotika. Ein großes Problem ist die besorgniserregende Resistenz vieler krank machenden Keime gegen Antibiotika.

Im Jahr 2010 wurden in Deutschland bei Tieren in der Landwirtschaft, laut dem Geschäftsführer des Bundesverbandes für Tiergesundheit (BfT) Martin Schneidereit in der *Neuen Osnabrücker Zeitung*[1], rund 900 Tonnen Antibiotika eingesetzt. Eine deutlich höhere Zahl befürchten dagegen andere Quellen.

Wenig erfreulich sind auch die Zahlen zum Antibiotikaeinsatz in der Humanmedizin. Unabhängige Experten schätzen, dass in Deutschland jährlich zwischen 2.300 und 30.000 Tonnen antibiotische Wirkstoffe in der ambulanten und stationären Therapie eingesetzt werden.

Erschreckend sind die öffentlich genannten Zahlen, die von jährlich 1.500 bis 4.500 tödlich endenden Krankenhausinfektionen berichten, beispielsweise verursacht durch MRSA (Methilin-resistenter Staphy-

---

1 *www.noz.de,* Autor Klaus Jongebloed, gelesen am 11.1.2012.

lococcus aureus). Diese Bakterienstämme können über die Haut oder den Nasen-Rachen-Raum bei Operationen, über Beatmungs- und Infusionsschläuche in den Körper gelangen und dort schwere Entzündungen hervorrufen, gegen die dann gegebenenfalls kein Antibiotikum wirkt. In Deutschland stehen Antibiotika heute mit 40 Millionen Verordnungen auf Platz zwei der Arzneimittelgruppen.[2]

Den oben genannten Zahlen tödlich endender Krankenhausinfektionen, wie von Helmut Schröder, dem stellvertretenden Geschäftsführer des Wissenschaftlichen Instituts der AOK (WIdO) postuliert, stehen erheblich höhere Angaben gegenüber. So schätzt Klaus-Dieter Zastrow, Sprecher der Deutschen Gesellschaft für Krankenhaushygiene (DGKH) in Berlin, dass an den Folgen wie Blutvergiftung, Harnwegs-, Wund- und Lungenentzündung jährlich 40.000 bis 50.000 Menschen sterben.

Die multiresistenten Krankheitserreger können faktisch überall sitzen: auf den Bettgestellen, Lichtschaltern, Türgriffen, Duschköpfen oder Handys des Klinikpersonals. Bei mangelnder Hygiene verbreiten sie sich epidemisch.[3]

In diesem Bereich scheint ein innovativer Durchbruch in der Medizinforschung nicht zu gelingen. Doch gibt es wirklich keine Alternativen zu synthetisch hergestellten Antibiotika auf dem Markt, um diesen Irrsinn zu durchbrechen?

Der Physiker Dr. Robert C. Beck, dem sogar ein eigenes Kapitel gewidmet ist (siehe Seite 101), setzte sich zu Lebzeiten sehr für die Elektromedizin und die alternativen Heilmethoden, allen voran das kolloidale Silber, ein. Er brachte es in einer seiner Vorlesungen 1997 im Granada-Forum in Tarzana (Kalifornien) auf den Punkt: »Heilung ist möglich und sie kostet uns nur wenige Cent!« Damit meinte er unter anderem die Selbstherstellung (»self brew«) von kolloidalem Silber mit einem Silbergenerator.

---

2 Schröder, H. (2011). *Antibiotika: Hände weg von der eisernen Reserve*

3 *www.stern.de.* Der Tod lauert im Krankenhaus. Brigitte Zander. 7. Mai 2009

Im vorliegenden Handbuch, das sich mit der »Silbermedizin«, einem immer wieder in Vergessenheit geratenen jahrtausendealten Naturheilverfahren beschäftigt und es kritisch auf den Prüfstand stellt, wird dieser Ansatz von Dr. Robert C. Beck weiterverfolgt.

Weltweit schwören Millionen von Menschen auf diese von der Wissenschaft nicht anerkannte und äußerst kritisch beurteilte Selbstheilungsmethode, die oftmals als letztes Mittel eingesetzt wird, nachdem konservative Behandlungsmethoden erfolglos blieben.

Die Anhänger der »Alternativen Silbermedizin« vertreten die Auffassung, dass die meisten körperlichen Krankheiten durch humanpathogene Mikroorganismen wie Viren, Bakterien, Pilze oder Parasiten verursacht werden und nicht nur mit den konservativen Heilmethoden (Stahl und Strahl) und Medikamenten (Chemie), sondern auch mit »kolloidalem Silberwasser«, dem »natürlichen Antibiotikum«, geheilt werden können.

Kolloidales Silber hat – so die Befürworter – viele gute Eigenschaften, auf die man in der Alternativmedizin nicht verzichten sollte. Als »natürliches Heilmittel« werden folgende Einsatzmöglichkeiten und Breitbandwirkungen genannt:

- als Bakterizid (mit bakterizider Wirkung),
- als Antibiotikum (mit antibakterieller Wirkung),
- als Antimikrobiotikum (mit antimikrobieller Wirkung),
- als Antiseptikum (mit antiseptischer Wirkung),
- als Antimykotikum (mit pilzabtötender Wirkung).

Die Befürworter von kolloidalem Silber sind der Meinung, dass nur kolloidales Silber als *true colloidal silver*, also als das »wahre kolloidale Silber«, nicht toxisch sei und führen zum Beweis zahlreiche Quellen aus den vergangenen 100 Jahren an. Die »alten« Silberpräparate aus der Zeit zwischen 1900 und 1970 seien aus dem toxischen Silberprotein oder/und Silbersalz hergestellt worden.

Weiterhin hätten sich alle erhobenen Daten, die von toxischen Eigenschaften der Silberpräparate ausgegangen seien, ausschließlich auf Silberprotein- und Silbersalzprodukte mit ihren bis zu 30 Prozent

Silberanteilen bezogen und nicht auf das ungiftige, durch Elektrolyse hergestellte kolloidale Silber.

Kolloidales Silber, Silbersalze und Silberproteine könnten schon aufgrund ihrer verschiedenen Silbergehalte niemals die gleiche Wirkung und Toxizität besitzen. In der gesamten schulmedizinischen Literatur und der Alternativmedizin gebe es keinen nachprüfbaren Hinweis dafür, dass der Konsum von kolloidalem Silber in den bekannten niedrigen Konzentrationen und Dosierungen zu einem einzigen Fall von Argyrie, einer irreversiblen schiefergrauen oder blaugräulichen Verfärbung von Haut und Schleimhäuten, geführt habe. Kolloidales Silber sei sicher, wirksam und ohne Nebenwirkungen, so die Befürworter von kolloidalem Silber.

Die Gegner des kolloidalen Silbers wiederum argumentieren, dass bestimmte Dosierungen von kolloidalem Silber sehr wohl zu einer Argyrieerkrankung führen können, da die von verschiedenen offiziellen Organisationen und Instituten (*FDA, EPA, WHO* etc.) empfohlene tägliche Maximaldosis (die US-*EPA* spricht 1985 von einer Tagesdosis von fünf Mikrogramm pro Kilo Körpergewicht für einen Erwachsenen) über einen längeren Zeitraum viel zu hoch sei, um als unschädlich zu gelten.

Dieses Handbuch soll die mühselige Suche nach fundierten Informationen im Internet sowie in der umfangreichen, vielsprachigen wissenschaftlichen und populärwissenschaftlichen Primär- und Sekundärliteratur ersparen und kompakte Informationen über das vielfältige Produkt Silber mit Fakten, Behauptungen, Erkenntnissen, praktischen Hinweisen, Berichten und Anwendungsbeispielen liefern, aber auch warnende Hinweise zu Nebenwirkungen, die sich (nicht nur) aus der exzessiven oder fehlerhaften Anwendung von kolloidalem Silber ergeben können.

Auf folgende Fragen, die sich zum vorliegenden Handbuch und zum kolloidalen Silber stellen, wird versucht, eine Antwort zu finden:
Müsste ein Buch über die Silbermedizin nicht vorrangig wissenschaftlich fundiert sein, voller beweiskräftiger Fakten, exakter Daten und schlüssiger Beweise?

Kann ein populärwissenschaftliches Buch über die Silbermedizin neben den gesammelten Daten und Fakten nicht auch noch eine spannende Story liefern?

Ist kolloidales Silber das »Wundermittel« der Alternativmedizin gegen 650 Krankheiten und körperliche Störungen? Ist es wirklich der »Zaubertrank« des 21. Jahrhunderts? Ist es das »zweite Immunsystem des menschlichen Körpers«? Oder ist – nach Meinung vieler Schulmediziner – die »Quacksalberei« auf dem Vormarsch?

Wie steht die nationale und internationale Wissenschaft zum kolloidalen Silber? Gibt es wissenschaftliche, randomisierte klinische Studien über die Erfolge oder Misserfolge bei der Anwendung von kolloidalem Silber in der Heilkunde? Was hat es mit den viel beschworenen Nebenwirkungen des applizierten Silberwassers auf sich?

Wie fügt sich das namentlich in der Selbstmedikation verwendete kolloidale Silberwasser in die regulierenden Gesetze und Verordnungen insbesondere in Deutschland, Österreich und der Schweiz ein? Wer darf in diesen Ländern kolloidales Silber herstellen und vertreiben?

Die Renaissance der Silbermedizin

Nachdem kolloidales Silber als natürliches Antibiotikum durch die Entdeckung des Penicillins 1928 nahezu in Vergessenheit geraten ist, erfolgt erst um das Jahr 1970 sein Comeback in den USA.

Forscher, politische Institutionen und Gesetze

Der Geburtshelfer Dr. Larry Ford weist als erster Wissenschaftler seit vielen Jahrzehnten auf den heilsamen Einsatz des kolloidalen Silbers in der Frauenheilkunde und Geburtshilfe hin. Der Arzt Dr. Carl Moyer und der Biochemiker Dr. Harry Margraf, Forscher der Medizinischen Fakultät (Chirurgie) der Universität von Washington, entwickeln um 1973 ein Programm zur Reduzierung der gefürchteten Sepsis bei Patienten vor, während und nach Operationen. Die beiden Forscher studieren intensiv die einschlägigen Quellen, um Hinweise auf wirksame und kostengünstige Prophylaxemethoden gegen das Auftreten von Infektionen zu finden. Sie werden in medizinischen Journalen der Zeit um 1900 fündig und entwickeln eine antiseptische Methode mit nichttoxischem kolloidalem Silber als Ersatz für Antibiotika. Sie erkennen, dass kolloidales Silber nicht nur universell anwendbar ist, sondern in ausreichenden Ressourcen rund um den Erdball zur Verfügung steht.

In einem Artikel im *Science Digest* im März 1974 beschreibt der Autor Jim Powell unter der Überschrift: »Our Mightyest Germ Fighter!« das Ersatzantibiotikum »kolloidales Silber« als neue Waffe gegen krankheitserzeugende Mikroorganismen. Powell schreibt, das kolloidale Silber wirke im Gegensatz zu den herkömmlichen Antibiotika nicht nur gegen ein halbes Dutzend, sondern gegen Hunderte von humanpathogenen Keimen.

Im Jahre 1978 erscheint im *Science Digest* ein warnender Artikel über die zunehmende Antibiotikaresistenz, in dem auf das kolloidale Silber als nichttoxische altbewährte »Wunderwaffe« gegen ca. 650 bekannte Bakterien hingewiesen wird.

Ab dem Ende der 1970er-Jahre werden in immer mehr Krankenhäusern in den USA und in Kanada mit kolloidalem Silber präparierte Lösungen eingesetzt, um die gefürchtete Legionärskrankheit zu verhindern, die durch die bakterielle Verseuchung der Wassertanks in den Kliniken zahlreiche Opfer gefordert hatte.

Die kanadische Regierung veröffentlicht 1986 einen warnenden Bericht über die Nebenwirkungen in der Silberanwendung; sie weist auf das gefürchtete »Argyria«-Phänomen hin, eine Graufärbung der Haut, die mit Silberablagerungen in den menschlichen Organen einhergeht.

Doch diese Warnung unterbricht nicht den Siegeszug des kolloidalen Silbers. Der Forscher Dr. M. Paul Farber veröffentlicht 1995 ein viel beachtetes Fachbuch mit dem Titel *The Micro Silver Bullet.*

Nachdem das kanadische Umweltministerium den Report *Über die Wirkung von Silber auf Mikroben* herausgibt, greift auch die *NASA* die »neu erfundene« Silbertechnologie auf, um das Silber zur Wasserentkeimung in den Raumschiffen einzusetzen.

Der Flexner-Report

Abraham Flexner (1866–1959) war vom Präsidenten der *Carnegie Foundation,* Henry S. Pritchett, mit der Durchführung einer Studie über die Medizinerausbildung in den USA beauftragt worden, obwohl er keine medizinische Ausbildung hatte. Flexner bereiste hierfür 1910 die USA, um sämtliche Universitätskliniken aufzusuchen. In diesem Zusammenhang sammelte er auch Kritiken und mutmaßliche Kunstfehler im Bereich der relativ neuen, angeblich unwirksamen, ja gefährlichen Fachrichtung »Elektromedizin« und veröffentlichte sie im so genannten Flexner-Report, der auch Auswirkungen auf die Anwendung von kolloidalem Silber als Heilmittel hatte und die Alternativmedizin um Jahrzehnte zurückwarf.

Der Physiker Dr. Robert C. Beck

Einer der Vordenker der bioelektrischen Alternativmedizin, der Physiker Dr. Robert C. Beck, entwickelt in den 1990er-Jahren eine ganzheitliche, vierstufige Therapie, die er »Beck-Protokolle« nennt. Dr. Beck erfindet einige wichtige Geräte wie den »Beck- oder Blutzapper« zur Blutelektrifizierung, den »Silber(wasser)generator« zur Herstellung von kolloidalem Silberwasser, den »Magnetpulser« für die begleitende Magnettherapie und den »Ozonwassergenerator« zur Herstellung von ozonisiertem Wasser. Dr. Beck ist ein eigenes Kapitel (siehe Seite 101) gewidmet.

Der Arzt Dr. Robert O. Becker

Der amerikanische Arzt Dr. Robert O. Becker (1923–2008) findet nach eigenen Angaben in In-vitro-Experimenten heraus, dass der Durchfluss einer positiven elektrischen Ladung durch eine Silberelektrode die Zellteilung von Krebszellen verringert und ihr im günstigsten Fall Einhalt gebietet. Er schließt daraus, dass dieses Phänomen auf den Effekt der freigesetzten Silberionen zurückzuführen sei. In der Niederschrift seines Experiments vermerkt Dr. Robert O. Becker, dass der Nachweis der Dedifferenzierung von Krebszellen gelungen sei, nachdem er in die mit Krebszellen gefüllte Petrischale Silberelektroden angeschlossen und einen positiven Strom durch die pathogenen Zellen gesandt hatte. Die nun freigesetzten Silberionen wandeln die Krebszellen in der Petrischale offenkundig in primitive Zellen um und setzen einen Prozess der Dedifferenzierung in den Organzellen in Gang.

Innovative Silberanwendungen

Unabhängig von den Forschungen gibt es seit einigen Jahren innovative Entwicklungen auf dem Gebiet der Silberanwendungen. So wird silberbeschichtetes Verbandsmaterial in der Wundheilung eingesetzt, da es eine antibakterielle Wirkung haben soll.

Aus China kommt therapeutisch eingesetzte Unterwäsche mit eingewirkten Silberfäden, die insbesondere bei Erkrankungen des Urogenitalsystems heilsam wirken sollen.

Weiterhin soll kolloidales Silber – oral eingenommen in mit Silber versetztem Wasser – im menschlichen Körper als »zweites Immunsystem« wirken.

Die positiv geladenen Silberpartikel sollen – so die Alternativmediziner – ein bestimmtes Enzym der krank machenden Mikroorganismen blockieren und dadurch opportunistische Infektionen (durch krank machende Keime, die nur unter bestimmten Bedingungen pathogen werden) verhindern.

Auch soll die Behandlung mit Silberkolloid zu einer relativ nachhaltigen Befreiung von humanpathogenen Keimen im menschlichen Körper führen, ohne dass gravierende Nebenwirkungen oder Resistenzbildungen auftreten.

Die Rechtslage in den USA

Die Arzneimittelgesetzgebung in den USA ist vor etwa 100 Jahren initiiert worden, weniger zum Schutz der Patienten, sondern als Abschottung der nationalen Märkte gegen Importe und nicht zuletzt zur Kennzeichnung und zum Vertrieb der heimischen Medikamente.

Nachdem in den USA über 100 Patienten nach der Einnahme eines hoch toxischen Mittels starben, wurde 1938 in den USA der *Federal Food, Drug and Cosmetic Act* erlassen, der von den Herstellern einen Sicherheitsnachweis für ein Arzneimittel forderte, bevor die *FDA (Food and Drug Administration)* eine Zulassung erteilte.

Als in den USA in den 1960er-Jahren dennoch durch ein nicht zugelassenes (aber an die Ärzte als Probe verteiltes) Arzneimittel Tausende von Geburtsschäden auftraten, erließ der amerikanische Kongress 1962 das *Kefauver-Harris Drug Amendment,* wonach die Pharmahersteller unter anderem einen Wirksamkeitsnachweis für ihre Arzneimittel erbringen mussten. Es wurde rückwirkend ab 1938 für alle verschreibungspflichtigen Produkte erlassen und legte den Grundstein für wirksame und geprüfte Arzneimittel.

Nach dem Erlass des *Kefauver-Harris Drug Amendment* zog die oberste amerikanische Gesundheitsbehörde *FDA* Tausende von bislang frei gehandelten Produkten vom US-Markt zurück, weil die Hersteller und Vertreiber dieser Produkte keinen Wirksamkeitsnachweis erbringen konnten.

1974 erließ der Kongress den *National Research Act,* der die Pharmahersteller zwang, die Wirksamkeit und Sicherheit von Arzneimitteln unter Anwendung methodisch-wissenschaftlicher Standards zu ermitteln und gewährleisten.

Die *FDA* bescheinigte den Herstellern von kolloidalem Silber in einem Erlass aus dem Jahr 1991 zum einen, dass kolloidales Silber als diätisches Nahrungsergänzungsmittel hergestellt, beworben und vertrieben werden darf, wenn das Reinheitsgebot aus dem Jahr 1938 eingehalten wird, zum anderen, dass es dann keines weiteren Nachweises der Wirksamkeit für das nach dem amerikanischen Reinheitsgebot hergestellte kolloidale Silber bedarf. Dieser Erlass der *FDA*, der so genannte *Pre-1938 drug*, galt und gilt für alle Medikamente, Heilmittel und diätische Nahrungsergänzungsmittel, somit auch für das kolloidale Silber.

Die Rechtslage in der EU, in Deutschland, Österreich und der Schweiz

In Europa war Österreich mit seinem Arzneimittelgesetz 1983 der Vorreiter in der Arzneimittelgesetzgebung. Die Schweiz als Nicht-EU-Mitglied verabschiedete ab 1990 entsprechende Arzneimittelgesetze und Verordnungen, u.a. den PIC-GMP-Leitfaden von 1990. Erst mit der EU-Richtlinie über Medizinprodukte vom 14. Juni 1993 schuf die Europäische Union die gesetzlichen Regelungen, die für alle Mitgliedsstaaten gelten und von diesen in nationales Recht umgesetzt werden mussten.

In Deutschland gelten unter anderem (in der neuesten Fassung):

- das Medizinproduktegesetz (MPG),
- das Heilmittelwerbegesetz (HWG, siehe Seite 152),
- das Arzneimittelgesetz (AMG, siehe Seite 47),
- die Zusatzstoff-Zulassungsverordnung (ZZulV), die die Beimengung von Zusatzstoffen bei Lebensmitteln regelt,
- die Verordnung über Nahrungsergänzungsmittel (NemV),
- das Lebensmittel- und Futtermittelgesetzbuch (LFGB),
- die Trinkwasserverordnung (TWVo); sie führt Silberpräparate explizit als Konservierungsmittel für Trinkwasser an.

Ähnlich wie die *FDA* in den USA und das Eidgenössische Departement des Innern in der Schweiz wachen in Deutschland folgende oberste Medizinalbehörden über die Sicherheit und Zulassung von Arzneimitteln und anderen Produkten: das Bundesamt für Verbraucherschutz sowie das Bundesinstitut für gesundheitlichen Verbraucherschutz und Veterinärmedizin (BgVV).

Silber ist zum einen kein Medikament und somit müsste eigentlich eine Zulassungspflicht nach dem Arzneimittelgesetz entfallen. Doch kolloidales Silber ist nach deutschem Recht ein zulassungspflichtiges Medikament und daher müssen die Hersteller, die kolloidales Silber kommerziell und zu Heilzwecken an Menschen und Tieren produzieren, verkaufen, bewerben oder einsetzen wollen, eine staatliche Zulassung nachweisen. Nicht verboten ist indes die Herstellung von Silberwasser mit einem Silbergenerator für den Eigenverbrauch. Kolloidales Silber ist derzeit in Deutschland zum anderen auch nicht im Katalog der zugelassenen Nahrungsergänzungsmittel aufgeführt, somit rein rechtlich kein Nahrungsergänzungsmittel und darf auch nicht als solches verkauft werden.

Allerdings können Hersteller, Vertreiber und Anwender von augenscheinlich harmlosen Therapien, Geräten und/oder Produkten in Deutschland ungewollt sehr schnell mit dem Gesetz in Konflikt geraten. (Das Fallbeispiel »Christian«, siehe Seite 150, steht exemplarisch für den deutschen Gesetzesdschungel und einen darin gefangenen Betroffenen.)

Die Geschichte der Silbermedizin im Überblick

Das Edelmetall »Silber« wird als Heilmittel seit vielen Jahrtausenden eingesetzt. Die wohl älteste belegbare medizinische Handschrift, ein verschollener ägyptischer Papyrus, entsteht um 2670 v. Chr. und enthält eine Sammlung von ärztlichen Rezepten aus dem »Alten Reich«, die sich in einem um 1550 v. Chr. entstandenen Traktat, dem »Papyrus Ebers«, wiederfindet. Er beinhaltet eine Sammlung von etwa 870 ärztlichen Rezepten aus vielen Jahrhunderten, die so genannten rezeptionellen Exzerpte, unter anderem mit fundierten ärztlichen Hinweisen auf die Anwendung von Silberpräparaten in Pulverform. Weiterhin hat sich eine um 2100 v. Chr. entstandene mesopotamische Keilschrifttafel erhalten mit dem »Codex Hammurabi«, einer Reihe von detailliert beschriebenen chirurgischen und internistischen Behandlungsmethoden, die auch Hinweise auf den Einsatz von Silber geben.

Zwischen 1400 und 1000 v. Chr. sind die Hetither – ähnlich wie die Assyrer und die Babylonier – mit der Medizin überraschend gut vertraut. In zahllosen Keilschrifttafeln legen sie Behandlungsmethoden und Krankheiten nieder, darunter auch Hinweise auf die Silbertherapie in Pulverform.

Um 765–702 v. Chr. werden in arabischen Universitäten und Medizinschulen Behandlungsberichte mit genauen Angaben über den medizinischen Gebrauch von Silber veröffentlicht. Ebenso etablieren sich um 450 v. Chr. auf der griechischen Insel Kos und in der antiken Hafenstadt Knidos bedeutende Ärzteschulen. Grundlage der Ausbildung sind die Lehren des griechischen Arztes Hippokrates (460–377 v. Chr.), die profundes Wissen vermitteln über die Chirurgie und Heilkunde sowie dosierte Medikamente als Gifte oder Heilmittel gegen vielerlei Gebrechen, darunter auch Silber in gemahlener Form.

Um 100 v. Chr. kommt die wissenschaftliche Medizin mit dem griechischen Arzt und Philosophen Asklepiades von Bithynien nach Rom, wo sein ebenfalls aus Griechenland stammender Schüler Themison von Laodikeia die erste römische Ärzteschule der Methodiker gründet. Und der römische Gelehrte Plinius der Ältere (23–79 n. Chr.) beschreibt in seinem Werk *Pharmacopoeia* die Anwendung von Silber in der Pharmakologie und Medizin.

Die Verwendung von Silber zu Konservierungszwecken kannten schon die Römer. Sie bewahrten nachweislich flüssige Nahrungsmittel in silberbeschichteten Metallbehältern auf, um sie frisch zu halten, ein Verfahren, das auch von den keltischen Druiden bekannt ist, die ihre metallenen Gefäße innen mit einer dünnen Silberschicht überzogen, um die Getränke haltbar und relativ keimfrei zu machen.

Um 950 n. Chr. beschreibt der ägyptische Arzt und Heilkundige Gabir Ibn Haiyan as-Sufi in seinen Werken die Eigenschaften, die Bedeutung und die Anwendung von Silber, genauer Silbernitrat, in der Heilkunde und beruft sich dabei auf die vorliegenden Handschriften der Ägypter, Griechen, Römer und Araber.

Um 1020 behandelt der persische Arzt und Universalgelehrte Avicenna (980–1037) seine Patienten mit Silberpräparaten und stößt bei den Langzeitanwendungen erstmals auf das Phänomen der Argyrie, der irreversiblen schiefergrauen bis blaugräulichen Verfärbung von Haut, Schleimhäuten und Organen.

Chinesische Heilkundler setzen um 1100 Silber in der Medizin bei mikrobiellen Infektionen und Entzündungen ein.

Hildegard von Bingen (1098–1179), Mystikerin und Universalgelehrte, beschreibt die Wirkung von Gold- und Silberessenzen sowie Silberamalgam im 9. Buch ihrer *Physica – De Generatione Metallorum;* speziell im Kapitel »De Argento« beschreibt sie das Silber als kalt und scharf.

Die Trosse der Kaiser, Könige, Fürsten und Edelleute befördern im Mittelalter auf den Reisen durch die Lande die verderblichen Lebensmittel in silbernen Behältern. Die auf Silberplatten angerichteten Speisen des

Adels werden mit Silberbesteck gegessen und es wird aus Silberbechern getrunken.

Paracelsus (1493–1541), Arzt und Naturphilosoph, beschreibt in seinen Werken die Wirkung von Gold- und Silberessenzen sowie Silberamalgam und prägt den Terminus »Argentum potabile« für eine von ihm entwickelte Silberessenz, die er zu Heilzwecken anwendet. Nach seinem Tode führen Alchimisten und Heilkundler das »Aurum potabile« (Goldessenz) und das »Argentum potabile« (Silberessenz) in die Heilkunde ein.

Im Jahre 1744 stellt der französische Chemiker und Alchimist Pierre Joseph Maques die These über die kolloidale Form von Gold in einer Dispersion auf. Und der Begründer der Homöopathie, Samuel Hahnemann (1755–1843), führt 1798 Silber als »Argentum foliatum« (Blättchensilber) und als Silbernitrat in seinem »Apothekerlexikon« als Heilmittel auf. Einige Jahre später führt er es als »Argentum metallicum« in kolloidaler Verreibung in die medizinische Therapie ein.

Generationen von Pionieren, die den Westen der USA und das Outback Australiens besiedeln und oft monatelange Trecks unternehmen, wissen, wie sie sich vor den gefürchteten Infektionskrankheiten schützen können: Sie werfen Silberbesteck oder Silbermünzen in die Fässer zur Entkeimung des Trinkwassers. Und die Bauern in Europa geben bis in die Neuzeit Silbermünzen in die Milchbehälter, um das Sauerwerden der Milch hinauszuzögern.

Medizinische Silberanwendungen haben eine jahrhundertealte Tradition. So legen die Feldschere (die Feldchirurgen) den verwundeten Soldaten dünne Silberdrähte in die offenen Wunden, um die Heilung zu beschleunigen und Infektionen zu verhindern. Und bei Verbrennungen wird eine Silbermünze auf die verbrannte Haut gelegt, die nach den Angaben in alten Heilbüchern die Schmerzen bald lindert und die Heilung beschleunigt. Weiter ist schon im frühen Mittelalter bekannt, dass Silber das Knochenwachstum fördert und die Heilung von verletztem Gewebe beschleunigt. Die Chirurgen greifen auf diese

Eigenschaften des Silbers zurück, wenn sie bei Schädeloperationen das operativ entfernte oder durch Verwundung beschädigte Schädeldach, die Schädelkalotte, mit einer maßgefertigten Silberplatte verschließen.

Der italienische Chemiker Francesco Selmi (1817–1881) erweitert 1856 seine empirischen Untersuchungen auf das kolloidale Gold. Einige Jahre später beschäftigt sich der englische Experimentalphysiker Michael Faraday (1791–1867) mit der Grundlagenforschung über das Verhalten von Edelmetallen; er prägt den Begriff »kolloidales Gold«. Und der schottische Chemiker Dr. Thomas Graham (1805–1869) bildet im Jahre 1861 die Begriffe »kolloid« und »kristalloid« (aus dem Griechischen *kolla* = »Stoff zum Kleben« und *eidos* = »Aussehen«) und verfasst eine Studie über das Aggregationsverhalten kolloider und kristalloider Stoffe. 1869, im Todesjahr von Graham, veröffentlicht der französische Forscher Gustave Ravelin eine Studie über die antimikrobielle Wirksamkeit von Silber in sehr niedrigen Dosierungen.

Als die chemische Industrie im 19. Jahrhundert die Forschungen intensiviert und Heerscharen von Chemikern beschäftigt, legen diese immer eine Silbermünze in die Petrischalen, um diese so zu sterilisieren. Zu dieser Zeit wird das so genannte Silbernitrat wiederentdeckt, welches von den Ärzten in die offenen Wunden der Patienten gestreut wird, um Infektionen zu verhindern; zusätzlich wird es den Patienten in Wasser aufgelöst zum Trinken gegeben.

Ab dem Jahr 1881 führt der deutsche Gynäkologe und Geburtshelfer Dr. Carl Sigmund Franz Credé (1819–1892) die Applikation einer 0,5-prozentigen Silbernitratlösung auf die Augen von Neugeborenen ein, um den durch Gonokokken von der Mutter auf das Kind übertragenen Augentripper und die durch Chlamydien verursachte Bindehautentzündung zu verhindern.

Der Schweizer Botaniker Carl Wilhelm von Nägeli (1817–1891) stellt die ersten wissenschaftlichen Regeln über die wirksamste Konzentration von Silberionen auf. Er beschreibt die Eigenschaft des Silbers mit dem Terminus »oligodynamisch«, was meint: »wenig aktiv«. Von Nägeli findet zudem heraus, dass schon 0,0000001 Prozent Silberionen ausreichen, um einen im Frischwasser befindlichen Keim, den »Spirogyra«, abzutöten. Auf der Basis der Arbeiten von Carl von Nägeli erforschen Wissenschaftler 1893 den Grund für die Wirksamkeit von Silber bei bestimmten Krankheiten. Sie stellen fest, dass der antimikrobielle Effekt auf den Silberionen beruht.

Um die Wende zum 20. Jahrhundert entdecken Forscher das so genannte kolloidale Silber zur Anwendung in der Allgemeinmedizin, die damals noch nicht in zwei Lager, die konservative Schulmedizin und die Alternativmedizin, gespalten ist. Dr. William Halsted (1852–1922), einer der Nestoren der modernen Chirurgie, setzt um 1900 erstmals silberdurchtränkte und silberdurchwirkte Verbände in der Wundbehandlung ein. Diese Silberverbände werden bis zum Ende des Zweiten Weltkriegs im Jahre 1945 weltweit eingesetzt.

Der deutsche Chemiker Hermann Hille und der amerikanische Arzt und Pharmazeut Albert C. Barnes entdecken eine Methode, um ein »wahres« Kolloid zu präparieren. Sie kombinieren ein vegetabiles (pflanzliches) Produkt mit einer Silberzusammensetzung und nennen es »Argyrol«, das dann zum Patent angemeldet wird.

Im *Medical Journal* erscheint 1908 eine Artikelserie, die Auszüge aus einer Studie über die universelle Anwendung von kolloidalem Silber in der Medizin wiedergibt und über den erfolgreichen Einsatz des kolloidalen Silbers bei verschiedenen Krankheiten berichtet.

Keine zwei Jahre später findet der englische Pharmaindustrielle Dr. Henry Crookes, ein Pionier in der Erforschung des kolloidalen Silbers, Beweise für die antimikrobielle Wirkung des kolloidalen Silbers und behauptet, dass kolloidales Silber für Menschen absolut harmlos und nicht giftig sei. Er stellt die Hypothese auf, dass kolloidales Silber bestimmte, von ihm namentlich benannte Bakterien innerhalb von nur drei bis vier Minuten und alle anderen humanpathogenen Mikroorganismen innerhalb von sechs Minuten abtötet, wenn die Silberkonzentration 25 Teile per Million (25 ppm) nicht übersteigt. Crookes produziert silberhaltige Präparate, darunter Collosol Argentum®, Collosol Hydrargyrum®, Collosol Ferrum® und andere.

Der amerikanische Pharmaindustrielle Dr. Alfred Searle rühmt ebenfalls die bewiesene Heilwirkung des kolloidalen Silbers in der Medizin, weist aber auch auf die Nachteile des kolloidalen Silbers hin, denn eine kolloidale Silberlösung kann nicht patentiert werden und hat als mechanisch hergestelltes Silber zu hohe Herstellungskosten. Er verfasst aufgrund seiner profunden Erfahrungen ein viel beachtetes Sachbuch über die industrielle Anwendung von kolloidalem Silber mit dem Titel: *The Use of Colloids in Health and Disease*. Searle weist auf die überraschenden Erfolge des kolloidalen Silbers in der Behandlung von Krankheiten hin und führt aus, dass die orale oder subkutane (unter die Haut gespritzte) Anwendung von kolloidalem Silber auf die Parasiten schnell und tödlich wirkt, ohne dass eine toxische Reaktion auftritt und bei den Anwendern zu Schäden führen kann. Das kolloidale Silber sei absolut sicher, so Searle abschließend.

Anfang der 1920er-Jahre gewährt die oberste amerikanische Arzeimittelzulassungsbehörde *FDA (Food and Drug Administration)* dem kolloidalen Silber die Zulassung als Medikament, weil kolloidales Silber als bestes Breitbandantibiotikum seiner Zeit gilt. In der Zulassung monieren die *FDA*-Beamten jedoch die sehr hohen Preise der Silberpräparate, die bei 100 bis 200 Dollar pro Unze liegen und für die meisten Kranken unerschwinglich sind.

In den 1920er-Jahren wird das erste elektro-kolloidale Silber hergestellt und findet als wirksames antimikrobielles Heilmittel weltweite Anwendung. Zudem erhält der österreichische Chemiker Richard Zsigmondy (1865–1929) für die Erforschung der Chemie des Kolloids und seiner Eigenschaften 1926 den Nobelpreis.

Der Schweizer Alexander Krause entwickelt 1928 das so genannte Katadyn-Verfahren zur Wasseraufbereitung durch kolloidales Silber und lässt es patentieren. Der Terminus »Katadyn« entsteht, weil der Erfinder die Termini »katalytisch« und »oligodynamisch« zu einem neuen Begriff zusammenfasst. Und im selben Jahr entdeckt der schottische Bakteriologe Alexander Fleming (1881–1955) durch Zufall ein hoch wirksames Antibiotikum, das unter dem Namen »Penicillin« auf den Markt kommt, zur Infektionskrankheitsbekämpfung eingesetzt wird und demzufolge im Zweiten Weltkrieg unzählige verwundete Soldaten vor den Folgen der Sepsis bewahrt. Die massive Anwendung der so genannten Sulfonamide, der synthetisch hergestellten Antibiotika, wird das kolloidale Silber als Heilmittel in den nächsten Jahrzehnten fast vollständig verdrängen.

Ende der 1930er-Jahre gibt die *FDA* Richtlinien zur Herstellung, zum Vertrieb und zur Werbung von und für die verschiedenen Heilmittel, darunter auch kolloidales Silber, als so genannten *Pre-1938 Drug Act* heraus. Die *AMA (American Medical Association)* registriert allein in den USA über 96 silberhaltige medizinische Präparate, die Gefahr laufen, von den synthetisch hergestellten Antibiotika verdrängt zu werden.

Weltweit werden inzwischen beunruhigende Resistenzen verschiedener Bakterienstämme gegen die synthetisch hergestellten Antibiotika festgestellt, was zur intensiven Suche nach neuen, wirksameren Antibiotika führt. Doch das altbewährte natürliche Antibiotikum »kolloidales Silber« wird dabei nicht berücksichtigt. Sein Comeback erlebt es, wie gezeigt, um 1970 in den USA.

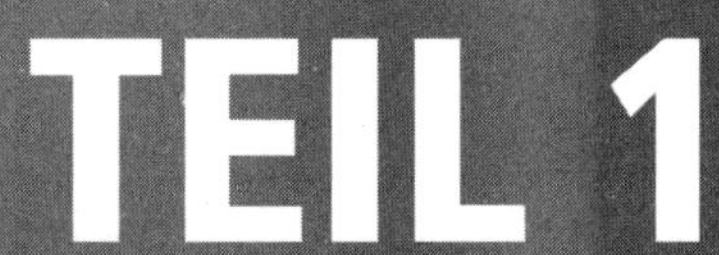

Informationen und Hintergründe

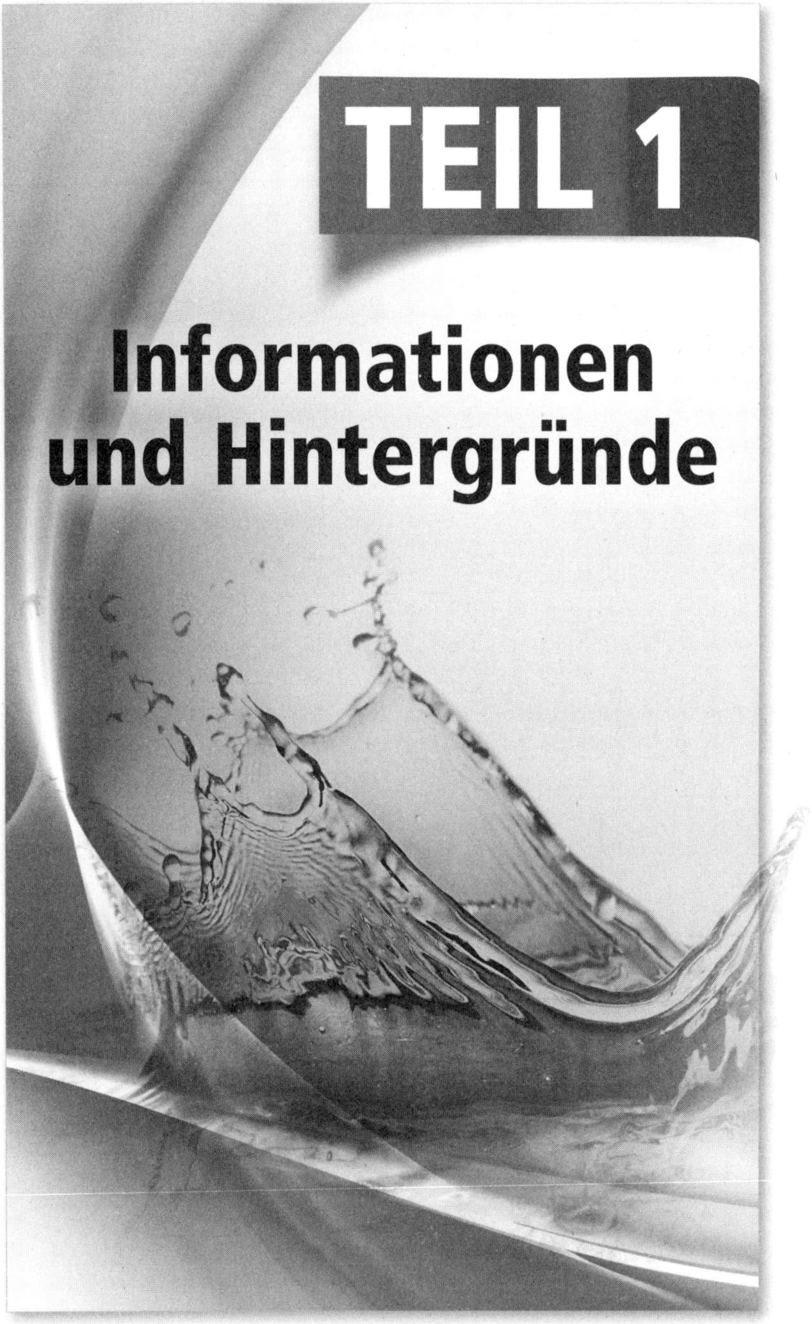

Wissenswertes über kolloidales Silber(wasser) in Stichworten

Im Folgenden erhält der Leser einen kompakten Überblick, um sich in die Materie »kolloidales Silber« (kS) und »kolloidales Silberwasser« (kSw) einzuarbeiten. Zur Vertiefung bieten sich natürlich die weiteren Kapitel dieses Handbuches an.

kolloidales Silber:	(kS).
kolloidales Silberwasser:	(kSw).
Name:	Silber, lat. *argentum.*
Gattung:	Edelmetall.
kS-Silber:	reines elementares Silber mit 99,99 Prozent Silbergehalt.
kS-Aufbau:	1 Atom Silber mit einer positiven elektrischen Ladung entspricht $Ag^{+}1$.
kSw-Name:	kolloidales Silberwasser (ist eine kSw-Dispersion ohne Silbersalze).
kSw-Grundbestandteile:	destilliertes Wasser, Silber, Ag^{+}.
Silberwasser:	Sobald einer kSw-Dispersion Salz zugefügt wird, kippt das kolloidale Silberwasser um und wird zur silbersalzhaltigen Suspension.
kSw-Dispersion:	Zur Herstellung einer kSw-Dispersion (kolloidales Silberwasser) wird nur reines, entmineralisiertes Wasser ver-wendet.
kS-Kolloide:	heterogen, multiphasisch, unlöslich, 15 Atome pro Kolloid.
kS-Partikel:	Partikel aus elementarem Silber.
kSw-Einsatz:	als Antibiotikum und Antimykotikum.
kSw-Ziel:	das Abtöten von humanpathogenen Mikroorganismen wie Bakterien, Pilze und Parasiten.

kSw-Anwendung:	innerlich und äußerlich.
kSw-Nebenwirkung:	Durch unsachgemäße Herstellung und Anwendung, insbesondere durch hohe Dosierungen und lange Einnahmezeit besteht die Gefahr einer Argyrie (irreversible schiefergraue oder graubläuliche Verfärbung der Haut und der Schleimhäute).
kSw-Qualitätskriterien:	keine Kupferionen, kein Silbernitrat, kein Silbersulfat, kein Silberchlorid, keine chemischen Zusätze (Hefe, Gluten, Farbe, Konservierungsmittel, Beschleuniger etc.), keine Sedimente.
kSw-Stabilität:	wird erreicht durch polymere Fettsäuren und magnetische Stabilisierungsverfahren.
kSw-Beschaffenheit:	ohne Salze, Elektrolyten, Beschleuniger, anorganische Bestandteile.
kSw-Färbung:	Die optimale Farbe ist neutral bis leicht goldgelb. Graue bis braune Farbpartikel sowie Sedimente weisen auf Fehler in der Herstellung hin.
kSw-Geschmack:	neutral bis leicht metallisch.
kSw-Herstellung:	elektrolytisch.
kS-Generatoren:	sollten Qualitätssicherungsnachweis nach EN 10204-3, 1B, EN 10204-2.2 haben (bezogen auf den Produktionsstandard).
Stromstärke (Mittelwerte):	1–15 mA (abhängig von Stromart und Silbergenerator).
kS-Elektrolyse:	kS-Herstellung durch elektrische Spannung, die über einen bestimmten Zeitraum an die Silberelektroden gelegt wird.
kS-Prozess:	Es entstehen dadurch Silberionen und kolloidale Silberpartikel.
kS-Partikelgröße:	1 nm–1.000 nm (optimal 1 nm–100 nm).
kS-Clustergröße:	5–15 Atome bzw. Ionen pro Partikel.

kS-Kolloide:	hoch reine, extrem kleine, energetisch geladene Silberpartikel.
kSw-Herstellungsdauer:	5–60 Minuten bei Gleichstrom, 6–10 Stunden bei Wechselstrom. Die Prozessdauer ist abhängig von: Generatortyp, Stromart, Stromspannung, Stromstärke, Wasserbeschaffenheit, Elektrodenbeschaffenheit, gewünschter Konzentration etc.
kSw-Qualitätsprüfung:	Kriterien wie Geruch, Geschmack, Aussehen, Farbe, Licht.
kSw-Qualitätsparameter:	neutrale bis goldgelbe Farbe, Geruchlosigkeit, neutraler bis leicht metallischer Geschmack, keine Sedimente.
kSw-Reinigung:	Man kann das kSw durch einen handelsüblichen Kaffeefilter gießen, um etwaige Silberoxidpartikel aus dem kolloidalen Silberwasser herauszufiltern. (Silberoxidpartikel sind keine schädlichen Sedimente.)
kSw-Abfüllbehälter:	dunkle Glasflaschen (violett oder blau).
kSw-Aufbewahrungsort:	kühl, dunkel, Idealtemperatur: etwa 15 Grad Celsius.
kSw-Haltbarkeit:	mehrere Wochen ab Herstellungsdatum, optimal wäre der sofortige Verbrauch.
kSw-Wirkungsweise:	Das kS schaltet durch bestimmte Prozesse lebenswichtige, für die Sauerstoffzufuhr verantwortliche Enzyme der humanpathogenen Mikroorganismen aus und tötet damit die Bakterien, Viren, Pilze und Parasiten ab, die dann als Gift- und Abfallstoffe über den Urin ausgeschwemmt werden.
kSw-Einsatz:	in der Komplementärmedizin vorwiegend bei akuten und chronischen Erkrankungen, gelegentlich zur Prophylaxe.

kSw-Indikationen:	Erkrankungen der Haut, des Bewegungsapparats, des Verdauungstrakts, der Atemwege, der Augen und Ohren, sonstige Erkrankungen.
kSw-Anwendung:	innerlich und/oder äußerlich.
kSw-Verabreichung:	oral, rektal, vaginal, kutan, subkutan, sublingual, topikal, also am Ort der körperlichen Störung.
kSw bei Tieren:	ähnlich wie beim Menschen.
kSw bei Pflanzen:	als Pflanzenschutz- und -stärkungsmittel.

Die Wirkung von kolloidalem Silber(wasser)

Um das Wirkungsprinzip von kolloidalem Silber(wasser) verstehen zu können, gilt es zunächst, sich mit den Silberionen und Silberkolloiden zu beschäftigen.

Die Silberionen

Silberionen sind positiv geladene Elementarteilchen aus reinem Silber, die für die antimikrobielle, antiseptische Wirkung des kolloidalen Silbers auf humanpathogene Keime wie Bakterien, Viren, Pilze und Parasiten verantwortlich sind. Verstärkt wird die Wirkung der Silberionen vermutlich durch die zusätzlich entstehenden Silberradikale.

Die Silberkolloide

Silberkolloide sind in Silberwasser enthaltene Zusammenballungen (Cluster) von Silberpartikeln mit einer Molekülgröße von 0,001 bis 0,01 Mikrometern, die in einer Flüssigkeit (Suspension) durch schwache elektrische Ladung erzeugt werden. Diese Silberpartikel setzen sich nicht ab, sondern verharren in einem Schwebezustand, weil die Kraft der elektrischen Ladung der Silberpartikel bewirkt, dass ihre Schwerkraft aufgehoben wird (Dispersion).

Die wirksame Gesamtoberfläche der Kolloide im kolloidalen Silberwasser erfährt durch die Zerkleinerung in Partikel von einem bis 1.000 Nanometern (nm) eine enorme Vergrößerung und dadurch eine signifikante Erhöhung der Wirksamkeit sowie eine Begünstigung des so genannten oligodynamischen Effekts (der antiseptischen, desinfizierenden Wirkung von Metallen, darunter Silber). Diese Silberpartikel werden nach der Einnahme von kolloidalem Silberwasser über die Blut- und Lymphbahnen bis in die kleinsten Kapillargefäße des Körpers transportiert, um dort wirksam zu werden.

Das Wirkungsprinzip

Die mit Silbergeneratoren in destilliertem Wasser erzeugten Kolloide dringen – so die Ergebnisse der alternativen Medizinforschung – in einzellige humanpathogene Mikroorganismen (Viren, Bakterien, Pilze und Parasiten) ein und töten sie ab, indem sie erstens ihre Energieversorgung blockieren, zweitens ihre Enzyme hemmen bzw. ausschalten, die für die Atmungskette lebensnotwendig sind, und drittens die Basenpaare in ihrer DNS binden und damit ihre Reproduzierbarkeit blockieren. Daraufhin werden die Keime nachgewiesenerweise vom Körper abtransportiert und ausgeschieden.

Allerdings sollte die Vorstellung der Biomedizin-Forscher, dass die so genannten guten und nutzbringenden (nichtpathogenen) Zellen des Körpers nicht angegriffen werden und vital bleiben, hier ernsthaft hinterfragt werden.

Um sich eine Vorstellung davon zu machen, in welchem Spektrum sich die Silberkolloide und das therapeutisch wirksame kolloidale Silber befinden, ist die folgende Darstellung hilfreich.

Zwischen den echten Lösungen und den Suspensionen sind die kolloidalen Lösungen eingegliedert, denen im Gegensatz zu den echten Lösungen und den Suspensionen wichtige und typische Eigenschaften wie osmotischer Druck, Abfall des Gefrierpunktes und Erhöhung des Siedepunktes fehlen.

Kolloide im Größenvergleich

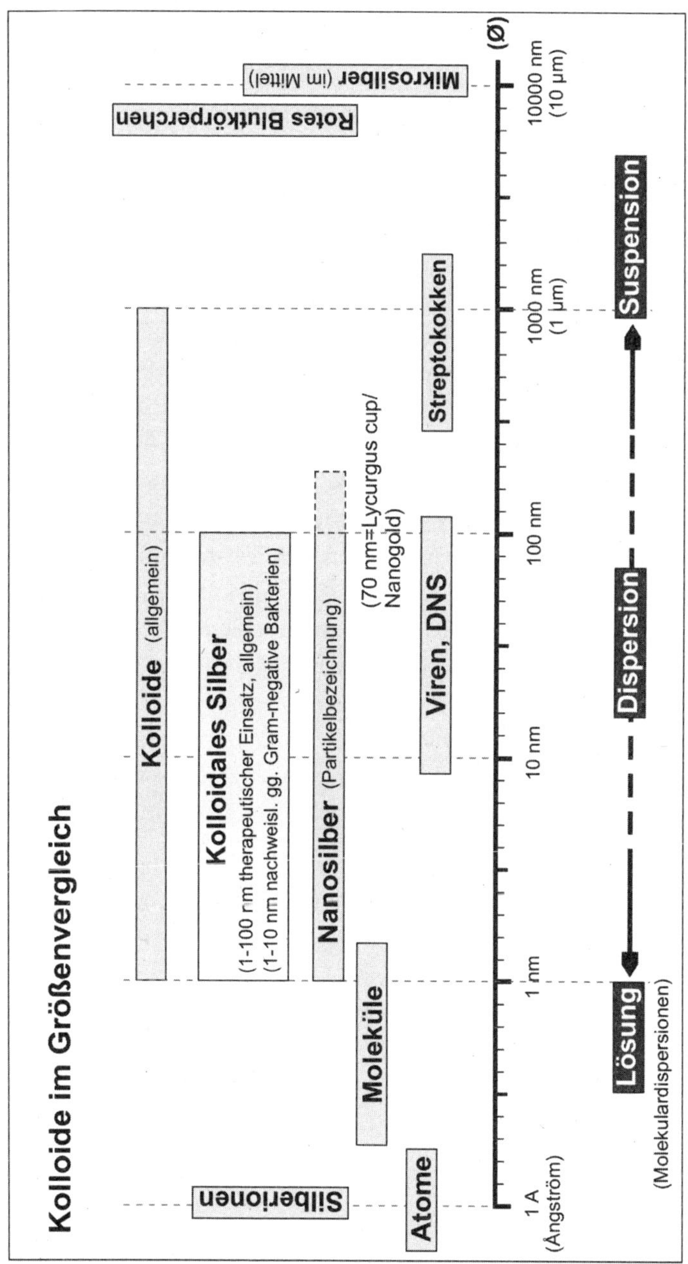

Veraltete Methoden zur Herstellung von kolloidalem Silber

Die im Folgenden aufgelisteten Methoden, um kolloidales Silber herzustellen, sind veraltet. Das heute gebräuchliche Verfahren basiert auf dem Silbergenerator.

- **Die mechanische Silberherstellung**

Das Silber wurde in Silbermühlen zermahlen.

Nachteil: Das Verfahren war ineffektiv, weil die erzeugten Silberpartikel für die beabsichtigten therapeutischen Zwecke viel zu groß waren.

- **Die chemische Silberherstellung**

Das Ausfällen von Silber durch chemische Prozesse erzeugte, durch die Umwandlung von Silbersalz in Silbernitrat, ein stark wirkendes Silberkolloidal von hoher Konzentration. Das Verfahren wurde intensiv bis 1938 praktiziert.

Nachteil: Die erzeugten Silberpräparate enthielten bis zu 30 Prozent Silberanteil und waren damit hoch toxisch.

- **Die elektrische Silberherstellung**

Beim Lichtbogen-*(electric arc-)*Verfahren erzeugt ein Generator zwischen zwei Elektroden einen Lichtbogen, wodurch im destillierten Wasser ein Silberkolloid erzeugt wird.

Nachteil: Die Methode ist zu teuer und ineffektiv.

Die Entstehung von kolloidalem Silber im Silbergenerator

Der amerikanische Physiker und Erfinder Dr. Robert C. Beck entwickelte in den 1990er-Jahren den »Silver Generator«. Dieser Gleichstrom-Silbergenerator erzeugt mit 27 Volt Spannung (drei 9-Volt-Batterien) durch einen elektrolytischen (elektrochemischen) Prozess über zwei Silberelektroden mit 99,99 Prozent Silbergehalt in destilliertem Wasser eine hochwertige kolloidale Silberlösung, das »kolloidale Silberwasser«.

Dr. Beck betonte in seinen Veröffentlichungen und auf seinen Vortragsreisen immer wieder, dass sein Silbergenerator von jedermann nachgebaut und zur Herstellung von kolloidalem Silber genutzt werden könne und dürfe. Alle Silbergeneratoren, die heute auf dem Markt sind, basieren auf dem Prinzip des Beckschen »Silver Generator«. Damit kann sich praktisch jeder sein kolloidales Silberwasser selbst herstellen.

Bei der elektrolytischen Methode nach Dr. Beck wird der im Silbergenerator erzeugte Gleichstrom mit 27 Volt Spannung und 1,5 bis acht Milliampere (mA) über einen Zeitraum von etwa fünf bis 60 Minuten (die Herstellungszeit bei Gleichstrom ist abhängig von der gewünschten Konzentration) durch die erste im destillierten Wasser eingetauchte Silberelektrode (positive Anode) geführt, dann in und durch das destillierte Wasser eingeleitet bzw. geleitet und über die andere im destillierten Wasser eingetauchte Silberelektrode (negative Kathode) zurück in den Silbergenerator geleitet.

Dieser Vorgang wiederholt sich bis zum Abbruch oder geplanten Ende des Herstellungsvorgangs. Die Produktionszeit ist unter anderem abhängig von der gewählten Stromart, der Stromspannung, der Stromstärke an der positiv geladenen Elektrode, der Qualität der Silberelektroden und der Qualität des verwendeten Wassers.

Durch dieses von einigen Wissenschaftlern als »elektrochemischer«, von anderen als »elektrolytischer Prozess« bezeichnete Verfahren werden kleinste Silberpartikel aus den Elektroden ausgeleitet bzw. abgestoßen, die Silberkolloide (Cluster) bilden und somit das destillierte

Wasser in eine metallische, kolloide Dispersion, das »kolloidale Silberwasser«, verwandeln.

Dieses »kolloidale Silberwasser« wird durch Augenschein einer ersten Qualitätsprobe unterzogen. Dann wird das selbst erzeugte kolloidale Silberwasser in dunkle Glasflaschen abgefüllt und an einem kühlen, lichtgeschützten Ort bis zum Verbrauch gelagert.

Kurzanleitung für die Herstellung von kolloidalem Silber

Grundsätzlich sollte bei der eigenen Herstellung von kolloidalem Silberwasser methodisch nach den Angaben von seriösen Herstellern und Anbietern von Silbergeneratoren vorgegangen werden.

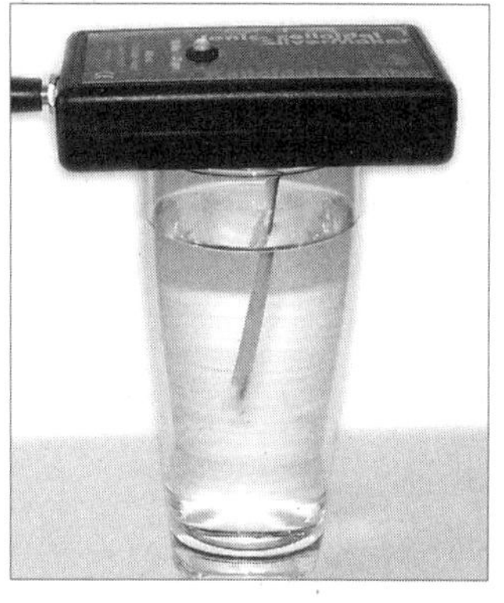

- Als Produktionsstätte einen lichtgeschützten, relativ dunklen Standort wählen.
- Destilliertes oder entmineralisiertes Wasser verwenden.
- Dem destillierten Wasser keine Beschleuniger (Salze) und/oder andere Bestandteile zugeben.
- Für die Zubereitung ein Glasgefäß verwenden.
- Silbergenerator auswählen.
- Reines Silber in Stäbchenform mit einem zertifizierten Reinheitsgehalt von 99,99 Prozent verwenden.
- Konzentration des Silberwassers wählen: nach Werksangabe des Silbergeneratorherstellers.

Die Konzentration der Silberpartikel im hergestellten kolloidalen Silberwasser kann der private Hersteller nur durch Augenschein einschätzen; eine genaue Analyse mit Bestimmung des ppm-Wertes ist nur im Labor möglich.

Auch kann eine transparent-goldgelbe Färbung des zubereiteten Silberwassers auftreten: zumeist ein Hinweis auf eine Konzentration des ionischen Silbers höher als 15 ppm und die Größe der Silberpartikel.

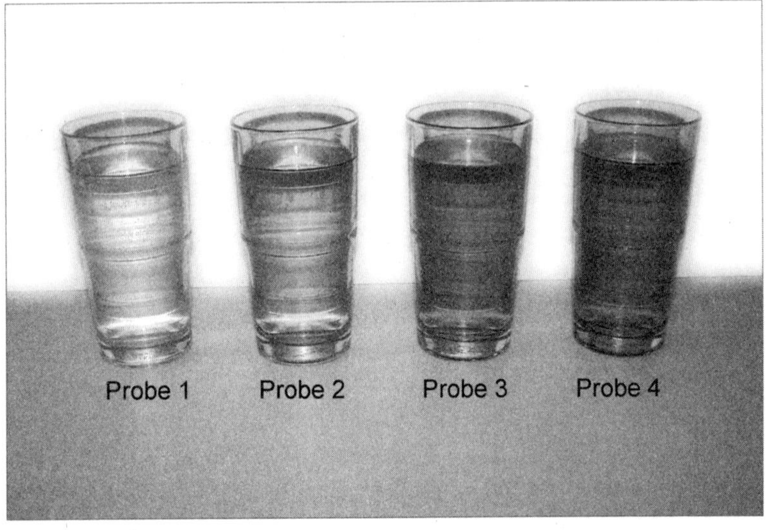

Die farbige Abbildung von Bild 2 kann im Internet eingesehen werden:
www.indigo-versand.de/grafik/probe.jpg

Probe 1 = 00 ppm
Probe 2 = 05 ppm
Probe 3 = 25 ppm
Probe 4 = 50 ppm

Das Equipment für die Herstellung von kolloidalem Silber

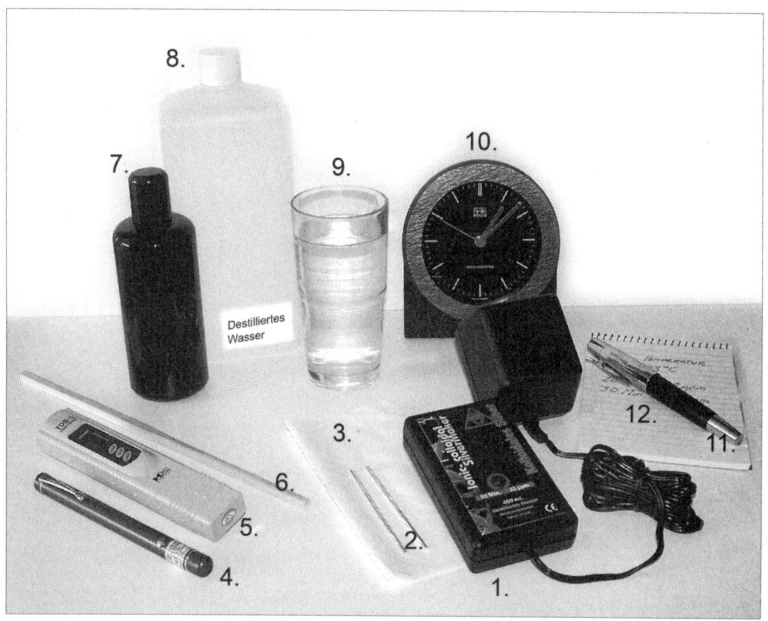

01. Silbergenerator zur Herstellung von ionisch-kolloidalem Silber
02. Zwei Silberstäbe aus 99,99 Prozent reinem Silber
03. Tuch zur Säuberung der Silberstäbe
04. Laserpointer
05. TDS-Meter
06. Holzstab
07. Dunkle Flaschen zur Aufbewahrung des Silberwassers
08. Destilliertes Wasser
09. Glas
10. Uhr
11. Schreibstift
12. Block

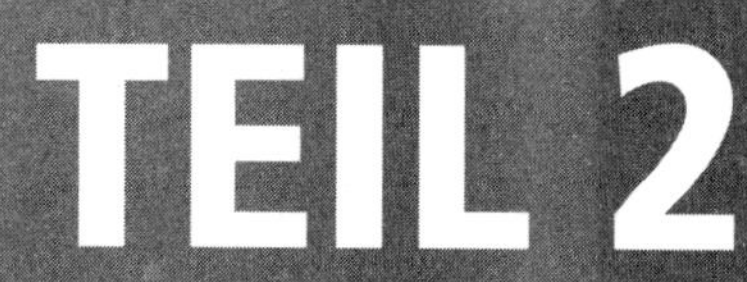

TEIL 2

Heilanwendungen

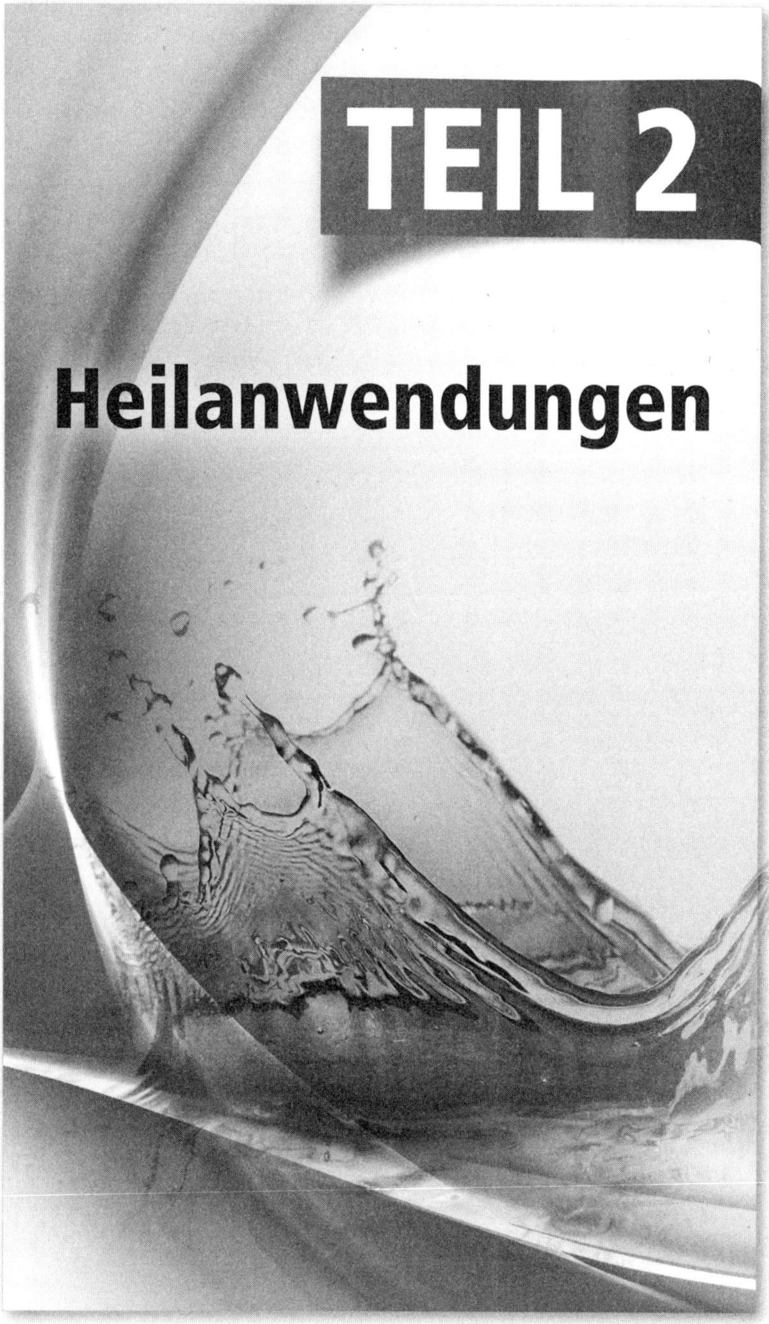

Die Anwendung von kolloidalem Silber beim Menschen

Kolloidales Silberwasser wird in der Alternativmedizin und in der Selbstbehandlung gegen akute und chronische Krankheiten und Beschwerden, auch vorbeugend (prophylaktisch) und reinigend, angewendet, hat jedoch – wie alle natürlichen und synthetischen Heilmittel – seine Grenzen. Bei gravierenden Erkrankungen sollte daher nicht unreflektiert kolloidales Silber angewendet werden, sondern unverzüglich ein Arzt, eine Klinik oder/und ein Heilpraktiker aufgesucht werden, um eine Diagnose und eine medizinische Behandlung zu erhalten.

In Deutschland ist kolloidales Silber ein zulassungspflichtiges Heilmittel, also ein Medikament im Sinne des AMG (Arzneimittelgesetzes). Es darf daher nur von zugelassenen Pharmaunternehmen, medizinischen Labors, Apotheken und tierärztlichen Labors hergestellt und für den Fremdgebrauch und die Anwendung (an Menschen und Tieren) vertrieben werden.

Dem privaten Anwender ist es jedoch nicht untersagt, kolloidales Silber bzw. kolloidales Silberwasser für den eigenen Gebrauch herzustellen und/oder an sich anzuwenden. An anderen Menschen, Tieren und Pflanzen darf kolloidales Silber bzw. kolloidales Silberwasser ausschließlich zu experimentellen Zwecken eingesetzt und angewendet werden.

Liste der mit kolloidalem Silber behandelbaren Krankheiten und Beschwerden

Abszess
Akne (Acne vulgaris)
Allergien
Angina (Halsentzündung)
Arthritis (Gelenkentzündung)
Arthrose (chronische Gelenkentzündung)
Asthma
Augenentzündung (Ophthalmie)
Augenlidentzündung (Blepharitis)
Bindehautentzündung (Konjunktivitis)
Blähungen (Flatulenz)

Blasenentzündung (akute: Zystitis; chronische)
Blutparasitenbefall
Blutungen (Hämorrhagie)
Borreliose (Lyme-Krankheit)
Brandwunden
Bronchialkatarrh (akute oder chronische Entzündung der Bronchialschleimhaut)
Brustdrüsenentzündung (Mastitis puerperalis)
Chronische Müdigkeit
Chronische Polyarthritis (Rheuma)
Darmirritationen
Dermatitis (Hautausschlag)
Dickdarmentzündung (Colitis)
Dünndarmentzündung (Enteritis)
Durchfall (Diarrhö)
Dysmenorrhö (schmerzhafte Regelblutung)
Eitriger Hautausschlag (Impetigo)
Ekzem
Emphysem
Entzündungen
Entzündungen des Gehörganges
Erfrierung (Congelatio)
Erkältung (grippaler Infekt)
Fibromyalgie (Muskelschmerzen, chronisch)
Fieber
Furunkel
Fußpilz
Gallenblasenentzündung (Cholezystitis)
Gelenkentzündung (Arthritis)
Gerstenkorn (Hordeolum)
Geschwüre
Gesichtsschmerzen (Trigeminusneuralgie)
Gürtelrose (Herpes zoster)
Halsentzündung (Pharingitis)
Harnröhrenentzündung (Urethitis)
Harnwegsinfektionen
Hautausschlag
Hautpilz
Hauttuberkulose (Lupus)
Heiserkeit
Hepatitis (Leberentzündung)
Herpes buccalis (Wangen)
Herpes facialis (Gesicht)
Herpes genitalis (Geschlechtsorgane)
Herpes labialis (Lippenbläschen)
Herpes zoster (Gürtelrose)
Heuschnupfen (Rhinitis allergica)
Hornhautentzündung des Auges (Keratitis)
Hornhautverletzungen (Auge)
Husten (Tussis)
Immunschwäche
Infektionen
Insektenbisse
Insektenstiche
Juckreiz am After (Pruritus ani)
Katarrh
Keuchhusten (Bordetella pertussis)
Kupferfinnen (Rosazea)
Lippenbläschen (Herpes labiales)

Madenwurmerkrankung
Magenschleimhautentzündung (Gastritis)
Mandelentzündung (Angina tonsilitis)
Ménière-Krankheit (Erkrankung des Innenohrs)
Meteroismus (Blähsucht)
Milchschorf (Crusta lactae)
Mundausschlag (Aphten)
Mundgeruch
Mundschleimhautentzündung (Stomatitis simplex)
Muskelschmerzen, chronische (Fibromyalgie)
Mykosen (Pilzbefall)
Nagelpilz
Nagelfalzentzündung (Paronychie)
Nahrungsmittelallergien
Nasenschleimhautentzündung (Rhinitis)
Nebenhodenentzündung
Nebenhöhlenentzündung (Sinusitis)
Nervöse Darmbeschwerden
Nervöse Magenbeschwerden
Nervöse Unterleibsbeschwerden
Nesselsucht (Urtikaria)
Neuralgien
Neurasthenie (Erschöpfungszustand)
Neurodermitis (Hautkrankheit)
Offene Beine (Ulcus cruris)
Ohrenreißen
Phlegmone
Pilzbefall (Mykosen)
Psychisch bedingte Durchfälle
Reizdarm (Colon irritabile)
Rheuma (Chronische Polyarthritis)
Ringelröteln
Ringwürmer
Rippenfellentzündung
Schnupfen
Schuppenflechte (Psoriasis)
Schnittwunden
Schürfwunden
Schnupfen
Sodbrennen
Sommerdurchfälle
Sonnenbrand
Sonnenstich
Soor
Spulwurmerkrankung
Sprue
Staphylokokkeninfektionen
Strahlenpilzerkrankung
Streptokokkeninfektionen
Streptomykose
Stressgastritis
Talgabsonderung, vermehrte (Seborrhö)
Tränensackentzündung
Trigeminusneuralgie (Gesichtsschmerzen)
Verbrennung (Combustico)
Warzen
Wunden
Wurmbefall (Askariasis)
Wurmbefall (Oxyuriasis)
Zahnbelag (Plaques)

Zahnbettentzündung (Paradontitis)
Zahnfleischbluten
Zahnfleischentzündung (Gingivitis)
Zahnfleischschwund

Exkurs: Parasitologie

Ein Parasit ist ein Organismus, der sich von einem anderen Lebewesen, dem Wirt, ernährt, ihn durch Nährstoffentzug und seine vom Wirt zu entsorgenden Ausscheidungen schädigt, aber selten abtötet. Beim Menschen können Parasiten über die Blutbahn in jedes Organ eindringen, sich dort einnisten und vermehren.

Niemand ist gegen einen Parasitenbefall gefeit, denn man kann sich nicht nur in hygienisch problematischen Gebieten oder in den Tropen infizieren, vielmehr zeigen Studien aus den USA, dass dort eine Durchseuchung von sage und schreibe etwa 85 Prozent der Bevölkerung mit mindestens einem Parasiten wahrscheinlich ist, und in Europa sieht es nicht besser aus!

Mögliche Symptome eines Parasitenbefalls sind Diarrhö, Verstopfung, Verdauungsbeschwerden, Erschöpfung, Anämie, Heißhunger auf Zucker oder stark zuckerhaltige Nahrung, Allergien, Muskelschmerzen und Muskelkrämpfe.

Es gibt über 3.000 verschiedene Arten von Parasiten, von denen hier drei weit verbreitete Gattungen exemplarisch vorgestellt werden: Protozoen, Pilze und Würmer.

Protozoen

Protozoen sind winzige, einzellige, meist bewegliche Lebewesen. Am häufigsten anzutreffen sind sie in den Tropen, aber auch in Europa.

Der Übertragungsweg ist meist eine Schmier- oder Schmutzinfektion, verseuchtes Wasser oder kontaminierte Nahrung.

Erkrankungen sind z. B. Leishmaniose, Amöbenruhr oder Toxoplasmose.

Pilze

Hefepilze, Fadenpilze oder Schimmelpilze besiedeln die menschliche Haut und Schleimhaut, sind aber auch im Magen-Darm-Trakt zu finden. Die Übertragung erfolgt sowohl von Mensch zu Mensch als auch über kontaminierte Gegenstände.

Symptome eines Befalls: weiß-graue Beläge in der Mund- und Rachenschleimhaut, Blutungen und Durchfälle.

Würmer

Parasitäre Würmer sind Rinder-und Schweinebandwürmer, Fischbandwürmer sowie Spul- und Madenwürmer. Besonders erwähnenswert ist der Fuchsbandwurm, dessen über Waldbeeren und Pilze aufgenommene Eier sich bevorzugt in der Lunge und Leber des Wirtes einnisten.

Der Infektionsweg führt über verunreinigtes Wasser, rohes oder nur unzureichend gegartes Fleisch, rohen (Sushi) oder zu kurz erhitzten Fisch und kontaminiertes Obst und Gemüse, aber auch, am Beispiel des Madenwurms, über Türklinken oder andere häufig kontaktierte Gegenstände.

Innerliche und äußerliche Anwendungen

Die Beschreibung der innerlichen und äußerlichen Anwendungen mit kolloidalem Silberwasser (abgekürzt: kSw) bei einigen ausgewählten Krankheiten und Beschwerden kann nur exemplarischen Charakter haben. Es ist unbedingt ratsam, einen Arzt oder Heilpraktiker aufzusuchen, bevor man mit einer Selbstmedikation und der Einnahme oder Anwendung von kolloidalem Silber beginnt.

Zur Information:

Eine Dispersion von 40 ppm Silberwasser auf einem Teelöffel (5 ml) entspricht einer Einnahme von 200 µg Silber.

Die gleiche Silbermenge (200 µg) ergibt sich, wenn Sie Silberwasser mit 1 ppm in einem Glas mit 200 ml einnehmen.

Die Einnahme sublingualer Technik bedeutet: unter die Zunge geben.

Eine ausführliche Umrechnungstabelle finden Sie im Teil 3, Anleitung zur Herstellung, Seite 136.

Erkrankungen des Auges

- **Entzündung:**

Anwendung mit kSw (äußerlich): 1 Teelöffel kSw mit 25 ppm zum Spülen des Auges morgens, mittags, abends.
Alternativ: 5 Tropfen kSw mit 25 ppm mit Pipette morgens, mittags, abends in das Auge applizieren.
Anwendung mit kSw (innerlich): 2–3 Teelöffel kSw täglich mit 25 ppm vor dem Essen einnehmen.

- **Ermüdung:**

Anwendung mit kSw (äußerlich): 1 Teelöffel kSw mit 25 ppm zum Spülen des Auges morgens und abends, gegebenenfalls auch mittags.
Alternativ: 5 Tropfen kSw mit 25 ppm mit Pipette morgens und abends in das Auge applizieren.

Erkrankungen der Atemwege sowie des Mund-Rachen-Raumes

- **Erkältung:**

Anwendung mit kSw (innerlich): 1–2 Teelöffel kSw zweimal täglich mit 30 ppm in sublingualer Technik einnehmen.
Anwendung mit kSw (äußerlich): alternativ 5 Tropfen kSw mit 40–50 ppm mit Pipette morgens, mittags, abends in die Nase und (wenn nötig) in die Augen applizieren.

- **Grippe:**

Anwendung mit kSw (innerlich): 1–2 Esslöffel kSw dreimal täglich mit 30 ppm in sublingualer Technik einnehmen.

- **Halsentzündung/Heiserkeit:**

Anwendung mit kSw (innerlich): 1–2 Esslöffel kSw zweimal täglich mit 30 ppm zum Gurgeln. 2 Teelöffel kSw mit 25 ppm morgens, mittags, abends in sublingualer Technik einnehmen.

- **Husten:**

Anwendung mit kSw (innerlich): 2 Teelöffel kSw mit 25 ppm morgens, mittags, abends in sublingualer Technik einnehmen. Gegebenenfalls: 1–2 Esslöffel kSw zweimal täglich mit 30 ppm zum Gurgeln.

- **Stirn- und Nebenhöhlenentzündung:**

Anwendung mit kSw (innerlich): 2–3 Teelöffel kSw zweimal täglich mit 30 ppm in sublingualer Technik einnehmen.

Anwendung mit kSw (äußerlich): 5 Tropfen kSw mit 40–50 ppm mit Pipette morgens, mittags, abends örtlich auftragen und gut einreiben.

- **Mandelentzündung:**

Anwendung mit kSw (innerlich): 2 Esslöffel kSw zweimal täglich mit 30 ppm zum Gurgeln. 1 Teelöffel kSw mit 25 ppm morgens, mittags, abends in sublingualer Technik einnehmen.

- **Schnupfen:**

Anwendung mit kSw (innerlich): 2–3 Teelöffel kSw zweimal täglich mit 25 ppm mit Flüssigkeit zum Gurgeln einsetzen.
Anwendung mit kSw (äußerlich): alternativ 5 Tropfen kSw mit 25 ppm mit Pipette morgens, mittags, abends in die Nase und (wenn nötig) in die Augen applizieren.

- **Mund- und Rachenentzündungen:**

Anwendung mit kSw:
2–3 Teelöffel kSw täglich morgens, mittags und abends mit 25–30 ppm als Mundspülung einsetzen,
2–3 Teelöffel kSw täglich morgens, mittags und abends mit 40–50 ppm in sublingualer Technik einnehmen,
5 Tropfen kSw mit 25–30 ppm örtlich morgens, mittags und abends auf die Zunge applizieren und im Mund behalten, dann ausspucken.

- **Zahnfleischentzündungen:**

Anwendung mit kSw: 2–3 Teelöffel kSw täglich morgens, mittags und abends mit 25–30 ppm in einer kombinierten Technik aus Gurgeln, Mundspülen und »Zähneziepsen« einsetzen.

Erkrankungen der Haut

- **Abszess:**

Anwendung mit kSw (äußerlich): 5 Tropfen kSw mit 25 ppm am Entzündungsort morgens, mittags, abends auftragen und vorsichtig einreiben.
Anwendung mit kSw (innerlich): 3–4 Teelöffel kSw täglich mit 25 ppm in sublingualer Technik vor dem Essen einnehmen.

- **Hautausschlag:**

Anwendung mit kSw (äußerlich): 5 Tropfen kSw mit 50 ppm am Entzündungsort morgens, mittags, abends auftragen und vorsichtig einreiben.

Anwendung mit kSw (innerlich): 1–2 Teelöffel kSw täglich mit 25 ppm sublingual vor dem Essen einnehmen.

- **Furunkel:**

Anwendung mit kSw (äußerlich): 5 Tropfen kSw mit 30–50 ppm am Entzündungsort morgens und abends auftragen und vorsichtig einreiben, alternativ eine mit 10–30 ppm getränkte Kompresse/Binde applizieren.
Anwendung mit kSw (innerlich): 1–2 Teelöffel kSw täglich morgens und abends mit 5 ppm in sublingualer Technik vor dem Essen einnehmen.

- **Fußpilz:**

Anwendung mit kSw (äußerlich): 5 Tropfen kSw mit 50 ppm örtlich morgens und abends auftragen und einreiben.
Anwendung mit kSw (innerlich): 1–2 Teelöffel kSw täglich morgens und abends mit 5 ppm in sublingualer Technik vor dem Essen einnehmen.

- **Nagelpilz:**

Anwendung mit kSw (äußerlich): Die befallenen Partien der Füße oder Hände einmal täglich über einen Zeitraum von 21 Tagen in einer Dispersion aus kolloidalem Silberwasser mit 30–50 ppm wässern und baden.
Anwendung mit kSw (innerlich): 1–2 Teelöffel kSw täglich morgens und abends mit 5 ppm in sublingualer Technik vor dem Essen einnehmen.

- **Hautjucken:**

Anwendung mit kSw (äußerlich): 5 Tropfen kSw mit 25–30 ppm örtlich morgens, mittags und abends auftragen und vorsichtig einreiben.
Anwendung mit kSw (innerlich): 1–2 Teelöffel kSw täglich morgens und abends mit 5 ppm in sublingualer Technik vor dem Essen einnehmen.

- **Hautpilz:**

Anwendung mit kSw (äußerlich): 5 Tropfen kSw mit 25–30 ppm örtlich morgens, mittags und abends auftragen und vorsichtig einreiben.
Anwendung mit kSw (innerlich): 1–2 Teelöffel kSw täglich morgens und abends mit 5 ppm in sublingualer Technik vor dem Essen einnehmen.

- **Neurodermitis:**

Anwendung mit kSw (innerlich): 1–2 Esslöffel kSw täglich morgens und abends mit 5 ppm in sublingualer Technik vor dem Essen einnehmen.
Anwendung mit kSw (äußerlich): 10 Tropfen kSw mit 25–30 ppm örtlich morgens, mittags und abends auftragen und vorsichtig einreiben.

- **Psoriasis:**

Anwendung mit kSw (innerlich): 1–2 Esslöffel kSw täglich morgens und abends mit 5 ppm in sublingualer Technik vor dem Essen einnehmen.
Anwendung mit kSw (äußerlich): 5 Tropfen kSw mit 25-30 ppm örtlich morgens, mittags und abends auftragen und vorsichtig einreiben.

Erkrankungen des Urogenitaltrakts

- **Harnröhrenentzündung:**

Anwendung mit kSw (innerlich): 1–2 Esslöffel kSw täglich morgens, mittags und abends mit 25–30 ppm in sublingualer Technik vor dem Essen einnehmen.
Anwendung mit kSw (äußerlich): 5 Tropfen kSw mit 25-30 ppm örtlich morgens, mittags und abends auftragen und vorsichtig einreiben.

- **Prostatabeschwerden:**

Anwendung mit kSw (innerlich): 1–2 Esslöffel kSw täglich morgens, mittags und abends mit 25-30 ppm in sublingualer Technik vor dem Essen einnehmen.

- **Nierenbeckenentzündung:**

Anwendung mit kSw (innerlich): 3–4 Esslöffel kSw täglich morgens, mittags und abends mit 25–30 ppm in sublingualer Technik vor dem Essen einnehmen.

Erkrankungen des Verdauungstrakts

- **Darmentzündung:**

Anwendung mit kSw (innerlich): 3–4 Esslöffel kSw täglich morgens, mittags und abends mit 25-30 ppm in sublingualer Technik vor dem Essen einnehmen.

- **Durchfall:**

Anwendung mit kSw (innerlich): 2–3 Esslöffel kSw täglich morgens, mittags und abends mit 25–30 ppm in sublingualer Technik vor dem Essen einnehmen.

- **Magenbeschwerden:**

Anwendung mit kSw (innerlich): 5–6 Esslöffel kSw täglich morgens, mittags und abends mit 25–30 ppm in sublingualer Technik vor dem Essen einnehmen.

Erkrankungen der Muskulatur

- **Gelenkschmerzen:**

Anwendung mit kSw (innerlich): 1–2 Esslöffel kSw täglich morgens und abends mit 25-30 ppm in sublingualer Technik vor dem Essen einnehmen.

Anwendung mit kSw (äußerlich): 5 Tropfen kSw mit 25–30 ppm örtlich morgens, mittags und abends auftragen und vorsichtig einreiben.

- **Gesichtsschmerzen (Trigeminusneuralgie):**

Anwendung mit kSw (äußerlich): 5 Tropfen kSw mit 25-30 ppm örtlich morgens, mittags und abends auftragen und vorsichtig einreiben.

- **Muskelschmerzen:**

Anwendung mit kSw (innerlich): 2–3 Esslöffel kSw täglich morgens und abends mit 25-30 ppm in sublingualer Technik vor dem Essen einnehmen.

Anwendung mit kSw (äußerlich): 5 Tropfen kSw mit 25–30 ppm örtlich morgens, mittags und abends auftragen und vorsichtig einreiben.

- **Rheumatische Beschwerden:**

Anwendung mit kSw (innerlich): 2–3 Esslöffel kSw täglich morgens, mittags und abends mit 25–30 ppm in sublingualer Technik vor dem Essen einnehmen.

Anwendung mit kSw (äußerlich): 5 Tropfen kSw mit 25–30 ppm örtlich morgens, mittags und abends auftragen und vorsichtig einreiben.

Weitere Erkrankung und Beschwerden

- **Erschöpfungszustände:**

Anwendung mit kSw (innerlich): 2–3 Esslöffel kSw täglich morgens und abends mit 25–30 ppm in sublingualer Technik vor dem Essen einnehmen.

- **Schwächezustände:**

Anwendung mit kSw (innerlich): 2–3 Teelöffel kSw täglich morgens, mittags und abends mit 25–30 ppm in sublingualer Technik vor dem Essen einnehmen über einen Zeitraum von 21 bis 28 Tagen.

- **Fieber:**

Anwendung mit kSw (innerlich): 2–3 Esslöffel kSw täglich morgens, mittags und abends mit 25–30 ppm in sublingualer Technik vor dem Essen einnehmen.

Anwendung mit kSw (äußerlich): 5 Tropfen kSw mit 25–30 ppm im Brustbereich örtlich morgens, mittags und abends auftragen und vorsichtig einreiben.

Die Becksche Kombinationskur

Die Kur mit kolloidalem Silberwasser kann, wie von Dr. Robert C. Beck empfohlen, durch eine vorgeschaltete Blutelektrifizierung mit dem Beckzapper intensiviert werden. Die innerlichen oder/und äußerlichen Anwendungen von kolloidalem Silberwasser sollten während oder nach der Blutelektrifizierung begonnen und über den geplanten und therapeutisch erforderlichen Zeitraum der Silbertherapie fortgeführt werden. Zu beachten ist jedoch, dass bei dieser Kombinationskur die Dosierungen des kolloidalen Silberwassers reduziert werden sollten.

Die Silberkonzentration in kolloidalem Silberwasser

Die Konzentration des Silbers im kolloidalen Silberwasser wird in Teilen per Millionen, im angloamerikanischen Raum mit *parts per million*, Kurzbezeichnung »ppm«, gemessen. Die Angabe »parts per million« bezieht sich auf die Anzahl der Wirkstoffanteile auf eine Million Lösungsanteile. Der Wert ppm ist ein Vergleichsmaß und leitet keine direkte Aussage über die Menge des im Silberwasser enthaltenen *kolloidalen* Silbers ab. Dieses wird aber in der Regel 1:1 in mg umgerechnet. 1 ppm = 1 mg/l. (Siehe dazu auch die ausführliche Tabelle in Kapitel III, Anleitung zur Herstellung, Seite 136.)

Die Dosierungen bei einer Silberkur

In der Alternativmedizin gibt es – vergleichbar mit anderen Disziplinen – verschiedene Auffassungen, wie, wann, wie oft, wie lange, in welchen Dosierungen und in welchen Konzentrationen kolloidales Silber eingenommen werden sollte.

In diesem Handbuch sind aus den zahllosen Dosierungsvorschlägen, die in der alternativen Silbermedizin kursieren, in der Praxis vorherrschende Angaben über die Dosierung von kolloidalem Silber aufgeführt, wobei an dieser Stelle keine Gewähr für die Richtigkeit und Unbedenklichkeit der folgenden Dosierungsangaben übernommen werden kann.

Niedrige Dosierungen

Einnahme:	einmal täglich.
Einnahmetermin:	morgens vor dem Frühstück.
Dosierung:	10–20 ml kolloidales Silberwasser einmal täglich mit 10–20 ppm kolloidalem Silber.
Entspricht in etwa:	10–20 ml je Einnahme.
Entspricht in etwa:	10–20 ml kolloidalem Silberwasser täglich.
Anwendungsdauer:	etwa 7–10 Tage bei akuten Beschwerden.
Anwendungsdauer:	etwa 14–30 Tage bei chronischen Beschwerden.
Anwendungsdauer:	etwa 90 Tage bei der Prophylaxe.
Anwendungspause:	nach Ablauf der Anwendung bzw. Prophylaxe.

Mittlere Dosierungen

Einnahme:	zweimal täglich.
Einnahmetermine:	morgens und abends vor dem Essen.
Dosierung:	30–40 ml kolloidales Silberwasser zweimal täglich mit 20–30 ppm kolloidalem Silber.
Entspricht in etwa:	30–40 ml je Einnahme.
Entspricht in etwa:	60–80 ml kolloidalem Silberwasser täglich.
Anwendungsdauer:	etwa 7–10 Tage bei akuten Beschwerden.
Anwendungsdauer:	etwa 14–30 Tage bei chronischen Beschwerden.
Anwendungsdauer:	etwa 90 Tage bei der Prophylaxe.
Anwendungspause:	nach Ablauf der Anwendung bzw. Prophylaxe.

Hohe Dosierungen

Einnahme:	dreimal täglich.
Einnahmetermine:	morgens, mittags, abends vor dem Essen.
Dosierung:	50–60 ml kolloidales Silberwasser dreimal täglich mit 30–40 ppm kolloidalem Silber.
Entspricht in etwa:	50–60 ml je Einnahme.

Entspricht in etwa: 150–180 ml kolloidalem Silberwasser täglich.
Anwendungsdauer: etwa 3–5 Tage bei akuten Beschwerden.
Anwendungsdauer: etwa 7–10 Tage bei chronischen Beschwerden.
Anwendungsdauer: keine Indikation für eine Prophylaxe.
Anwendungspause: nach Ablauf der Anwendung.

Höhere Dosierungen

Einnahme: dreimal täglich.
Einnahmetermine: morgens, mittags, abends vor dem Essen.
Dosierung: 60–70 ml kolloidales Silberwasser dreimal täglich mit 50–60 ppm kolloidalem Silber.
Entspricht in etwa: 60–70 ml je Einnahme.
Entspricht in etwa: 180–210 ml kolloidalem Silberwasser täglich.
Anwendungsdauer: etwa 3–5 Tage bei akuten Beschwerden.
Anwendungsdauer: keine Indikation bei chronischen Beschwerden.
Anwendungsdauer: keine Indikation für eine Prophylaxe.
Anwendungspause: nach Ablauf der Anwendung.

Sehr hohe Dosierungen

Einnahme: dreimal täglich.
Einnahmetermine: morgens, mittags, abends vor dem Essen.
Dosierung: 70–80 ml kolloidales Silberwasser täglich mit 70–80 ppm kolloidalem Silber.
Entspricht in etwa: 70–80 ml je Einnahme.
Entspricht in etwa: 210–240 ml kolloidalem Silberwasser täglich.
Anwendungsdauer: etwa 3–5 Tage bei akuten Beschwerden.
Anwendungsdauer: keine Indikation bei chronischen Beschwerden.
Anwendungsdauer: keine Indikation für eine Prophylaxe.
Anwendungspause: nach Ablauf der Anwendung.

Die empfohlene Tagesdosis

Die empfohlene Dosis Silber wird von der amerikanischen Umwelt- und Gesundheitsschutzbehörde *EPA (Environmental Protection Agency)* als »Reference Dose« (RFD) bezeichnet und kennzeichnet den täglichen, mit der Nahrung und dem Trinkwasser zu sich genommenen Höchstwert an Silber, der selbst bei lebenslanger Einnahme zu keinen gesundheitlichen Risiken und Schädigungen führt. Die aktuelle RFD (empfohlene Tagesdosis) von oral eingenommenem Silber beträgt nach den Empfehlungen der *EPA* fünf Mikrogramm (µg) pro Kilogramm Körpergewicht. Somit sollte ein Erwachsener mit 70 Kilogramm Körpergewicht nicht mehr als 350 Mikrogramm (µg) Silber täglich zu sich nehmen. Die empfohlene Dosis von oral eingenommenem kolloidalem Silber bei Kindern sollte je nach Alter, Gewicht und Konstitution des Kindes um 30 bis 50 Prozent verringert werden.

Die Einnahme

Das kolloidale Silber sollte nicht über einen längeren Zeitraum und nicht exzessiv eingenommen werden. Um die Wirksamkeit zu erhöhen, sollte die Einnahme möglichst auf nüchternen Magen vor den Mahlzeiten erfolgen.

Risiken und Nebenwirkungen

Jedes wirksame Mittel hat zwangsläufig auch Nebenwirkungen. So können sich bei der Einnahme von kolloidalem Silber vorhandene Beschwerden durch die Reaktion des Immunsystems, die als »Jarisch-Herxheimer-Reaktion« bezeichnet wird, vorübergehend verstärken, es können Müdigkeit und leichter Schüttelfrost auftreten. Bei längerer Anwendung von höheren Dosen kann es zu einer Störung der Darmflora kommen. In diesem Fall sollte man reichlich biologischen Joghurt essen oder entsprechende Mittel zum Aufbau der Darmflora einnehmen, außerdem viel frisches Quellwasser trinken. Und von einer Anwendung kolloidalen Silbers in der Schwangerschaft ist grundsätzlich abzuraten.

Die konservative Schulmedizin rät wegen beträchtlicher Risiken und unbelegtem Nutzen von der Einnahme und/oder Anwendung von bestimmten Silberpräparaten, kolloidalem Silber und Nahrungsergänzungsmitteln, die kolloidales Silber enthalten, dringend ab und verweist auf angeblich/tatsächlich vorhandene Nebenwirkungen und Risiken wie irreversible Argyrie, Geschmacksstörungen, Geruchsempfindlichkeiten, zerebrale Krampfanfälle und Missbildungen bei Neugeborenen.

Bei der Angabe von durch Silber verursachten Nebenwirkungen wird allerdings kolloidales Silber häufig mit den Silberverbindungen verwechselt, die im Körper tatsächlich schwere Nebenwirkungen auslösen können.

Exkurs: Problemfall Argyrie

Argyrie ist eine irreversible, also nicht rückbildungsfähige schiefergraue bis graubläuliche Verfärbung von Haut und Schleimhäuten durch Silbereinlagerungen. Sie kann durch unsachgemäßen Gebrauch von Silbersulfat, Silbersalz oder Silberprotein entstehen, nicht jedoch zwangsläufig durch die beschriebenen elektrolytischen Verfahren.

Nach vorherrschender Meinung in der alternativen Silbermedizin bedarf es durchschnittlich 3,8 Gramm elementaren Silbers, um eine Argyrie auszulösen. Das entspricht einer theoretischen Einnahme von ca. 75 Litern in der Konzentration 50 ppm!

Wenn Sie im Internet Informationen über kolloidales Silber suchen, werden Sie früher oder später auf Berichte stoßen, dass eine Argyrie durch kolloidales Silber ausgelöst worden sei. Nimmt man diese Geschichten allerdings kritisch unter die Lupe, stellen sie sich meist ganz anders dar.

So bekam ein Patient mit einer Magenresektion nach zehnjähriger Einnahme eines Antazidums (diese orale Suspension enthielt Silbersulfat) zur Neutralisierung der Magensäure erstmals eine Argyrie, deren Intensität sich in den folgenden neun Jahren deutlich verstärkte.

Und in der klinischen Literatur wird von einer Patientin berichtet, der über einen Zeitraum von neun Jahren insgesamt 124 Gramm Silbernitrat verabreicht wurden. Das führte zu einer schweren Argyrie mit der typischen Grauverfärbung der Haut und den Schleimhäute und zu ausgeprägten neurologischen Symptomen.

In beiden Fällen war also nicht kolloidales Silber für die Argyrie verantwortlich!

Wenn Menschen dauerhaft den Einwirkungen von Silber ausgesetzt sind, zum Beispiel Bergleute in den Silberminen oder Benutzer von Silbertellern und -besteck, kann eine abgemilderte Form der Argyrie auftreten, die auch mit Grauverfärbungen der Haut einhergehen kann.

Durch die länger andauernde Einnahme von Silberpräparaten kann es nach Aussagen der Schulmedizin zur irreversiblen schweren Argyrie mit Haut- und Organschäden sowie neurologischen Störungen kommen. Ob nicht nur die in bestimmten Silberlösungen enthaltenen toxischen Silbersalze, sondern auch die in kolloidalem Silberwasser enthaltenen Silberionen und Silberradikale bei Missbrauch eine schwere Argyrie verursachen können, ist noch nicht durch randomisierte (aus einer Gesamtheit von Studien zufällig ausgewählte) klinische Studien nachgewiesen worden.

Leider können Silbergeneratoren nicht genormt werden; es sind daher Geräte unterschiedlicher Qualität auf dem Markt erhältlich. Auch kontrolliert niemand die Herstellung und Einnahme von kolloidalem Silber. Dem fachgerechten Gebrauch von kolloidalem Silber steht dennoch offenkundig kein ernst zu nehmendes Risiko entgegen, dessen ungeachtet sollte die biomedizinische Forschung weiter an den Ursachen der Argyrie und einem möglichen Zusammenhang mit kolloidalem Silber arbeiten.

Silbermengenangaben in der Literatur

Sie werden in diesem Handbuch immer wieder mit Zahlen und Angaben von Silber in verschiedener Form, also von elementarem, kolloidalem Silber oder Silberprotein, konfrontiert, die sich im Gramm-, Milligramm- oder Mikrogrammbereich bewegen und sehr verwirrend sein können. Daher sind einige gängige, in der Literatur genannten Angaben (sie erheben keinen Anspruch auf Vollständigkeit, auch können damit keinerlei therapeutische Ansätze abgeleitet werden) in der folgenden Tabelle dargestellt, um Ihnen zu vermitteln, mit welchen Silbermengen in der Literatur hantiert wird.

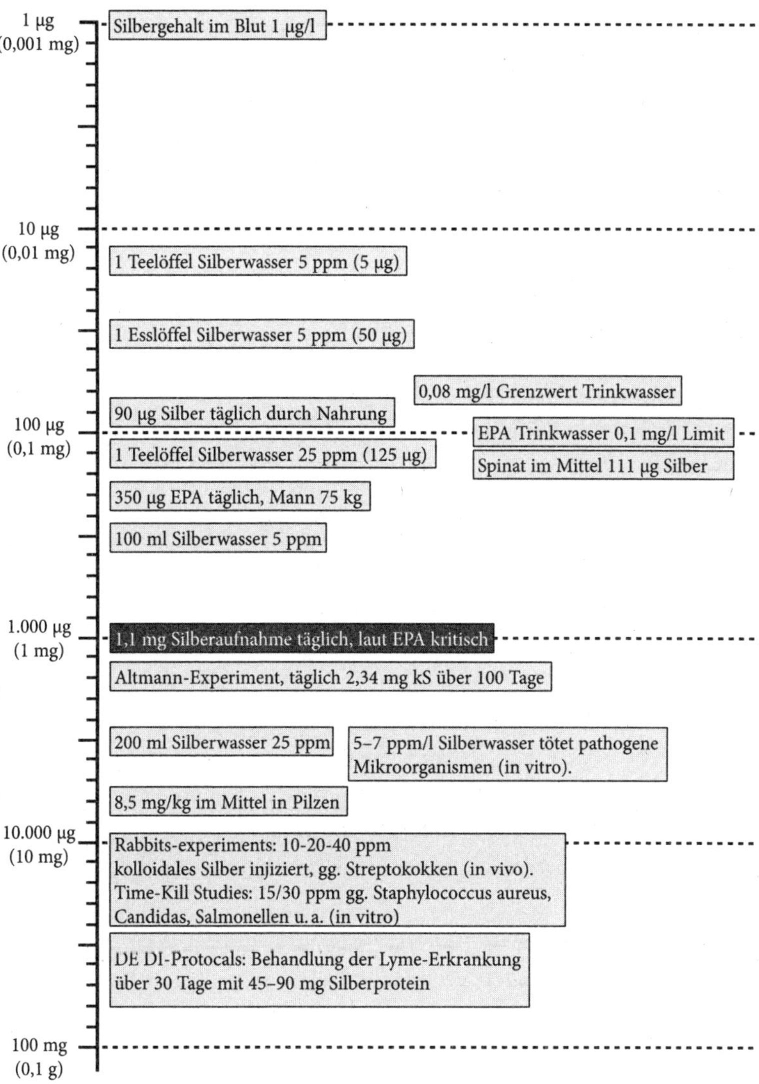

3,8 g Silber können eine Argyrie auslösen

Studien und Veröffentlichungen

Randomisierte (aus einer Gesamtheit von Studien zufällig ausgewählte) klinische Studien befassen sich auch mit der Wirksamkeit eines Heilmittels. Die Gegner des kolloidalen Silbers behaupten, es gebe speziell zur Wirksamkeit – im Gegensatz zu den Nebenwirkungen – keine gesicherte Datenlage. Die Befürworter von kolloidalem Silber verweisen dagegen auf diverse Studien von angloamerikanischen Ärzten, Labors und Kliniken.

Es folgt eine Aufstellung von Forschern, Studien, Fakten und Ergebnissen sowie Theorien ohne den Anspruch auf Vollständigkeit. (Hier finden sich auch die in der oben stehenden Tabelle gemachten Angaben wieder.)

Henderson, Earl E.: Er lehrte als Professor der Mikrobiologie an der *Temple University School of Medicine* in Philadelphia und beschrieb bereits 1995 in einem Studienbeitrag die Ergebnisse seiner In-vitro-Experimente, in denen Silberproteine in Konzentrationen von zehn bis 100 ppm gegen bestimmte HI-Viren eingesetzt wurden, die nahezu vollständig abgetötet wurden. Henderson veröffentlichte 1995 einen weiteren Bericht mit Angaben über In-vitro-Experimente, in denen die Hemmung der Reproduzierbarkeit von Aidsviren durch Konzentrationen von mildem Silberprotein und kolloidalem Silber beschrieben wurde, wobei die höheren Konzentrationen bessere Resultate aufwiesen.

Roger Altmann: Der promovierte Arzt und Chemieingenieur führte eine Reihe von Selbstversuchen mit kolloidalem Silber durch, in denen er täglich 2,34 Milligramm kolloidales Silber über einen Zeitraum von mehreren Monaten einnahm. Er vermerkte das in seinem Sputum, Urin und Stuhl ausgeschiedene Silber und stellte dabei fest, dass mit dem Urin das meiste Silber ausgeschieden wurde und nur noch geringe Mengen im menschlichen Körper zurückblieben. Bei vermehrtem Wasserkonsum erhöhte sich die Ausscheidungsmenge des Silbers im Urin beträchtlich. Nach 100 Tagen war, wie ein weiteres Experiment zeigte, nahezu das gesamte dem Körper zugeführte kolloidale Silber über den Urin ausgeschieden worden.

Buckley, Helen R.: Die Dozentin für Mikrobiologie an der *Temple University School of Medicine* in Philadelphia untersuchte den Einfluss von mildem Silberprotein in Konzentrationen von 46 bis 93 ppm. Sie stellte in In-vitro-Experimenten fest, dass das Wachstum bestimmter Bakterien bei einer Silberproteinkonzentration von 0,7 bis 1,4 ppm verlangsamt wurde. Bei Silberproteinkonzentrationen von 130 bis 300 ppm starben die pathogenen Keime Cryptococcus neoformans, bei Konzentrationen von 1.500 ppm die Candida albicans ab.

Burgdorfer, Willy: Der promovierte Forscher an den *National Institutes of Health* stellte fest, dass kolloidales Silber in Konzentrationen von 150 ppm und 15 ppm hoch wirksam gegen eine Reihe von humanpathogenen Bakterien eingesetzt werden kann.

DI-Protocols: In diesen Protokollen wird die Behandlung der Lyme-Erkrankung (Borreliose) durch die 30-tägige Verabreichung von mildem Silberprotein in einer Konzentration von 30 ppm auf 1,5 Liter Flüssigkeit beschrieben; das entspricht in etwa 45 bis 90 Milligramm (mg) Silber, wobei die totale Silbergabe etwa zehn Prozent der Dosis an Silber enthielt, die nach den Erfahrungen der Forscher zu einer Argyrie führen kann.

Nordström, Björn: Der promovierte Arzt sowie Autor von Fachbüchern und Artikeln in medizinischen Fachzeitschriften stellte als Krebsforscher am Karolinska-Institut in Stockholm die These auf, dass die Anwendung von Silber in der Behandlung von Krebskranken selbst im finalen Stadium zu signifikanten Remissionen geführt habe. Nordström wandte – so berichtete er der Öffentlichkeit – seine Silbertherapie über mehrere Jahre bei seinen Krebspatienten an.

Tichy, Daryl: Der leitende Arzt an der konfessionellen *Brigham Young University* in Provo/Utah und Autor von medizinischen Fachartikeln veröffentlichte in einer Denkschrift seine In-vitro-Versuche (also Tests in der Petrischale unter Laborbedingungen), in denen er nach seinen Angaben erfolgreich Aidsviren mit kolloidalem Silber abgetötet habe und danach zwei unabhängige Laboratorien mit der Überprüfung seiner Versuchsergebnisse beauftragt habe mit dem Resultat: In der Lösung aus kolloidalem Silber habe eine Abtötung vieler Bakterien und Viren, darunter auch des Aidsvirus, stattgefunden.

Pathogene Mikroorganismen: Einige biomedizinische Forscher, darunter Dr. Robert C. Beck, berichten, dass kolloidales Silber in einer Reihe von In-vitro-Versuchen selbst antibiotisch resistente pathogene Mikroorganismen (Viren, Bakterien, Pilze und Parasiten) bei fünf bis sieben ppm kolloidalem Silber pro Liter in einem Zeitraum von fünf bis sieben Minuten abgetötet habe.

Krebsentstehung durch hoch konzentriertes kolloidales Silber: Es gibt einige Forscher, die nach einer Reihe von durchgeführten In-vitro-Experimenten mit Silberionen feststellten, dass Silber in Interaktion mit der DNS treten kann, was zu den »DNA strand breaks« führen kann. Was genau mit dieser Aussage gemeint ist, scheint immer noch unklar zu sein, denn es gibt keine zuverlässigen randomisierten Studien über die Krebsentstehung bei Menschen nach Einnahme von bestimmten Silbergaben. Die amerikanische *EPA* führte in den 1980er-Jahren Tierversuche durch und stellte fest, dass sich nach einem Langzeitversuch mit silberversetztem Trinkwasser (0,5 mg/Liter Silbergabe) bei den Versuchstieren neurologische Defizite und eine Reduzierung der so genannten Immunantwort einstellten.

Die Mondphasentheorie: Das Forscherehepaar Eugen und Lili (Lily) Kolisko stellte in den 1920er- und 1930er-Jahren die Theorie auf, dass nicht nur mechanische, sondern auch kosmische Kräfte und Energien Einfluss auf Metalle haben. Angeblich wiesen die Koliskos in zahlreichen Laborversuchen den Einfluss der Planeten auf spezifische Metalle der Erde nach.

Im Jahre 1929 meinten die Forscher entdeckt zu haben, dass die Mondphasen einen erheblichen Einfluss auf die Wirkung des oral eingenommenen kolloidalen Silbers hätten. Die Forscher gaben den Rat, vier Tage in der Vollmondphase kein kolloidales Silber einzunehmen oder anzuwenden, da dieses dann keine antibakterielle, keimtötende

Wirkung habe. Danach setze die Wirkung des kolloidalen Silbers wieder unbeeinträchtigt vom negativen Mondeinfluss ein.

Ein weiterer bekannter Forscher, Dr. Georges Lakhovsky, stellte in den 1930er-Jahren die Hypothese auf, dass sich der bakterizide Effekt der Silberanwendung im Laufe der Mondphasen verändert. Er wies nach, dass in der Vollmondphase das angewendete Silber die Zahl der Mikroben vermehrt statt sie abzutöten. Sobald Dr. Lakhovsky jedoch dieses Experiment in der abnehmenden Mondphase durchführte, erfolgte eine signifikante Sterilisierung des silberversetzten Wassers. Die Sterilisierung traf insbesondere die Streptokokken und die Staphylokokken in der untersuchten Lösung.

Experimente mit Hasen: An mit Streptokokken infizierten Hasen wurden reihenweise In-vivo-Versuche mit elektrisch hergestelltem kolloidalem Silber (Electrargol) durchgeführt, wobei den infizierten Hasen zehn, 20 und 40 ppm kolloidales Silber injiziert wurden, um die Wirkung des Electrargols auf die Fieberschübe der Hasen zu beobachten. Der Versuchsleiter berichtete in einer Zusammenfassung der Versuche, dass diese Experimente auch an Menschen durchgeführt worden seien.

Auf Silber ansprechende Bakterien: Die folgenden, in der H.E.L.P.-Liste nach 1938 aufgeführten Bakterien sprechen bekanntermaßen auf die Behandlung mit Silber an:

- Aspergillus niger,
- Bacillus thyphosus,
- Bovine albicans,
- Candida albicans,
- Endamoeba hystolytica,
- Escherichia coli,
- Legionella pneumophilia,
- Poliovirus 1,
- Pseudomonas aeruginosa,
- Salmonella,
- Sporenbildende Bakterien,
- Staphylococcus aureus,
- Streptococcus faecalis.

Gegen Silber resistente Bakterien: Die folgenden, in der H.E.L.P.-Liste nach 1938 aufgeführten Bakterien sind – das weisen klinische Studien nach – gegen Silber resistent:

- Citrobacter freundii,
- Enterobacter cloacae,
- Enterobacteriaceae (einige Stämme),
- Escherichia coli (einige Stämme),
- Klebsiella pneumoniae,
- Proteus mirabilis,
- Vegetative Bacillus-cereus-Sporen.

Nicht nur gegen die synthetisch hergestellten Antibiotika, sondern auch gegen kolloidales Silber entwickeln bestimmte humanpathogene Mikroorganismen zunehmende Resistenzen, was dazu führt, dass sich die abtötende Einwirkung auf diese krank machenden Keime mehr und mehr reduziert. Das betrifft insbesondere auf Pseudomonaden, Klebsiellen und Salmonellen zu.

Papageienkrankheit: Veterinäre berichten, dass bei der Papageienkrankheit die Gabe von kolloidalem Silber im Trinkwasser zumindest zur Remission geführt habe.

Studie der *Brigham Young University* in Provo/Utah: Unter der Federführung von Prof. Dr. Ron W. Leavitt führte ein Gruppe von Wissenschaftlern im Jahre 2000 eine »Kolloidales-Silber-versus-Antibiotika-Studie« durch, in der die Ergebnisse des Vergleichs zwischen einem hochwertigen Kolloidales-Silber-Produkt (ASAP Colloidale Silver mit 1,25 bis fünf ppm) und standardisierten Antibiotika im Kampf gegen humanpathogene Mikroorganismen niedergelegt wurden. Dr. Leavitt und sein Team kamen zu dem Schluss, dass kolloidales Silber zumindest bei In-vitro-Experimenten (unter Laborbedingungen in der Petrischale) eine effektive Alternative zu den handelsüblichen Antibiotika darstelle.

Studie der *Natural-Immunogemics Corp.*: Die Forscher Dr. Lind, Dr. Stephen, Dr. Quinto und andere führten in den Laboratorien der

Firma *Natural-Immunogemics Corp.* im Jahre 2002 Colloidal Silver and Bentonite-Studies unter dem Titel *Natural Bentonite and Comparison* durch, in denen die Ergebnisse der Kombination von Sovereign-Silber mit natürlichem Bentonit im Kampf gegen humanpathogene Mikroorganismen, hier waren es Staphylokokken, niedergelegt wurden. Dr. Lind und sein Team kamen zu dem Schluss, dass eine Kombination von Sovereign-Silber mit den antibakteriellen Eigenschaften von natürlichem Bentonit, zumindest in In-vitro-Experimenten, die Effizienz steigerte.

Studie der *University of North Texas* in Denton: Im Auftrag der *University of North Texas* leitete Prof. Dr. Mark A. Farinha im Jahre 2000 eine Reihe von Versuchen, die »Time-Kill-Studies«. Die abschließende Studie dokumentierte die Ergebnisse von In-vitro-Versuchen mit hoch qualitativen kolloidalen Silberprodukten (isoliertes kolloidales Silber des Fabrikats »Silver Kare« mit einer Konzentration von 15 ppm und 30 ppm), die gegen eine große Anzahl von humanpathogenen Bakterien eingesetzt wurden. Die Studie bewies, dass kolloidales Silber in der Lage war, effizient antibakteriell gegen Staphylococcus aureus, Candidas albicans, Salmonella thyphimurium und Pseudomonas aeruginosa zu agieren. Die Versuche ergaben, dass kolloidales Silber innerhalb weniger Minuten die Bakterienpopulation von etwa zehn Millionen auf wenige Exemplare reduzierte.

Zellwachstum und kolloidales Silber: Einige biomedizinische Forscher, zum Beispiel der US-amerikanische Arzt Dr. Robert O. Becker, vertreten die Auffassung, dass kolloidales Silber nicht nur als Antibiotikum und Antibakterium gegen viele durch humanpathogene Mikroorganismen wie Viren, Bakterien, Pilze und Parasiten verursachte Krankheiten wirkt, sondern auch – zum Beispiel bei Knochenbrüchen – durch einen speziellen, im kolloidalen Silber immanent wirkenden Heilstimulus die Regenerierung und Neubildung von zerstörtem Knochen- und Körpergewebe bewirkt.

Silber in der Alternativmedizin

Die Schamanen der Vorzeit, die Alchimisten des Mittelalters und die Esoteriker der Neuzeit verbanden und verbinden mit dem Edelmetall »Silber« magische Heilkräfte und metaphysische Eigenschaften.

Silber – so sagten die griechischen Heilkundler – sei von Hypnos und Morpheus dazu ausersehen, in den schlafenden Menschen große Dinge zu vollbringen, denn es wirke tief auf das Unbewusste des Menschen ein, schließe die Türen der Seele auf und versetze die verborgenen Kräfte in den Stand, die regenerativen Prozesse der Heilung im kranken Menschen einzuleiten.

Silber ist daher nicht nur für die griechischen Heilkundigen, sondern auch für ihre Apologeten, die Schamanen, Medizinmänner, Alchimisten und nicht zuletzt für die Vertreter der Alternativmedizin, ein universelles Lebenselixier, ein nie versiegender Jungbrunnen für Seele, Körper und Geist. So soll der Arzt und Naturphilosoph Paracelsus im 16. Jahrhundert den Satz geprägt haben: »Silber ist das beste Heilmittel für das Gehirn!«

Naturheilkunde

Seit vielen Jahrzehnten wenden Naturheilkundler bewährte silberhaltige und nichtsilberhaltige Präparate als Einzel- oder Kombinationspräparate an, um bestimmte Krankheiten und Störungen zu lindern oder gar zu heilen. Sie werden mit ihren Zusammensetzungen und Indikationen nachfolgend aufgeführt.

»Argentum metallicum und Natrium muriaticum«: Präparatkombination, die in der Silbertherapie (auch) als Ergänzungsmittel gegen seelische Störungen bei Kleinkindern eingesetzt wird.
»Betulas alba« (Birke): Unterstützt mit seiner entgiftenden Wirkung (als Tee genossen) die Ausscheidungskraft von Silber, wirkt durch indirekte und direkte Drainagewirkung über das Immunsystem auf die Nieren.
»Bryophyllum argento cultum«: Wird aus der Pflanze Keimzumpe (Bryophyllum pinnatum) gewonnen und wirkt als Schlafmittel. Die Keimzumpe kann in einigen Teilgebieten der Frauenheilkunde wirk-

sam sein. Zudem hilft sie bei Angst und Panik in der Schwangerschaft und bei Unruhe in den Wechseljahren.
»Calcium carnonicum und Silber«: Präparatkombination, die in der Silbertherapie (auch) als Ergänzungsmittel gegen seelische und körperliche Entwicklungsstörungen bei Kleinkindern und Kindern eingesetzt wird.
»Calcium carbonicum«: Wird (auch) als Ergänzungsmittel in der Silbertherapie bei der Behandlung von Angstzuständen eingesetzt.
»Chamomilla comp«: Fieberzäpfchen auf Silberbasis zur Anwendung bei Kindern.
»Iscador M. c. Argentum«: Das aus der Apfelmistel gewonnene Präparat wird in der Silbertherapie (auch) als Ergänzungsmittel bei der Behandlung von Nervenleiden und in der Tumortherapie eingesetzt.
»Levico comp«: Das arsenhaltige Mineralwasser wird in der Silbertherapie in bestimmten Potenzen (auch) als Ergänzungsmittel bei der Behandlung von Angst- und Erschöpfungszuständen eingesetzt.
»Silicea, Quarz und Silber«: Präparatekombination, die in der Silbertherapie (auch) als Ergänzungsmittel gegen Nervenstörungen bei Kindern eingesetzt wird.
»Viscum album«: Das aus der Mistel gewonnene Präparat wird in der Silbertherapie (auch) als Ergänzungsmittel bei der Behandlung von Nervenleiden und in der Tumortherapie eingesetzt.

Homöopathie:

Die klassische Homöopathie hält in drei Potenzgruppierungen eine Reihe von so genannten Potenzen (Dilutionen, Verdünnungen) bereit, um bestimmte Wirkstoffe in bestimmten Verdünnungen (Potenzen) in den Gesundungsprozess einfließen zu lassen.

Tiefpotenzen (D6/D12): Sie besitzen organotrope anregende Wirkung, fördern die Respiration, stärken das vegetative Nervensystem.
Mittelpotenzen (D12/D15): Sie wirken allgemein ausgleichend auf seelische Prozesse ein, haben funktiotrope Wirkung; Potenzstufe der Wahl, insbesondere zu Beginn einer Silbertherapie.
Hochpotenzen (D20/D30): Sie besitzen konstitutiotrope Wirkung,

sind Fieber senkend, beeinflussen Haut- und Nervensystem, steigern die Ausscheidungen.

Es gibt eine Reihe von bewährten und wirksamen homöopathischen Silberpräparaten, die nachfolgend mit ihren Potenzen und Indikationen aufgeführt werden.

»Argentum und Rohrzucker«:
Amp.; Glob.;
Argentum metallicum D5; Saccharum, Sacchari D9.
Indikationen: Für die Anregung bei Erschöpfungs- und Verkrampfungszuständen.
»Bryophyllum comp«:
Amp.; Glob.;
Argentum metallicum D5; Bryophyllum D3; Uterus bovi D5.
Indikationen: Bei Unruhe- und Erregungs- sowie hysterischen Zuständen, PMS.
»Bryophyllum Argentum cultum«:
Dil.; Amp.; D2/D3.
Mit Silber gedüngte Keimzumpe.
Indikationen: Bei Angst- und hysterischen Zuständen, Schlafstörungen.
»Bryophyllum Argentum cultum«:
Rh.; Dil.;
Ohne Alk.
Indikationen: Bei Angst- und hysterischen Zuständen, Schlafstörungen.
»Cerebretik«:
Dil.;
Argentum nitr.; Argentum coll.; Tabac. in spagirischer Zubereitung.
Indikationen: Bei Migräne, Nervenschwäche, Schlafstörungen, zur Beruhigung.
»Meta Kaveron«:
Kava-Kava D2; Mandragora D6; Argentum nitr. D5; Sumb. mosch. D2.
Indikationen: Nervöse Organstörungen, Erregungs- und Erschöpfungszustände.

»Neu-regen«:
Dil.;
Arg. nitr. D6; Chin. D4; Con. D4; Nux. vom. D4; Staph. D6; Avea sat.; Ginseng; Kava-Kava.
Indikationen: Bei geistigen und körperlichen Erschöpfungszuständen.
»Robinia comp«:
Amp.; Glob.;
Arg. nitr. D5; Natr. phas. D9; Tabac. D5; Robinia D3; Nux. vom. D 9.
Indikationen: Bei neurotischen Magenstörungen, Gastritis, Sodbrennen.
»Somucupin«:
Dil.;
Arg. nitr. D4; Aurum chlor. D4; Coff. D10; Staph. D4; Zinc. val. D5; Aven sat.; Esch. cal.; lac. vir.
Indikationen: Bei Ein- und Durchschlafstörungen.
»Trienoct«:
Dil.;
Arg. nitr. D4; Ars. jod. D4; Caust. D4; Rhus. arom. D4; Sabal ser. D2; Zinc. val. D5; Hyper.; Plant. Maj.
Indikationen: Bei Reizblase, Inkontinenz, Bettnässen.

Weitere Ergänzungsmittel in der Silbertherapie aus der mineralischen Gruppe sind zum Beispiel gediegenes Silber auf Arsen, Dyskrasit (natürliches Antimonerz), Silber-Antimon.

Die Anwendung von kolloidalem Silber bei Tieren

Bei der Behandlung von Tieren mit kolloidalem Silberwasser ist Folgendes zu beachten:

Kolloidales Silberwasser ist ein zulassungspflichtiges Heilmittel, das gilt auch für die Behandlung von Tieren. Es hat in der alternativen Tiermedizin bei Tierärzten, Tierheilpraktikern und Tierhaltern seit vielen Jahren seinen festen therapeutischen Platz und kann als universelles Allzweckheilmittel gegen zahlreiche Tierkrankheiten eingesetzt werden.

Beim kolloidalen Silberwasser muss die Konzentration, Menge, Häufigkeit und Applikationsmethode immer der Erkrankung und dem Zustand der Tiere angepasst werden.

Kolloidales Silber bleibt auch bei Tieren etwa drei bis vier Tage in der Blutbahn.

Auch bei Tieren gibt es die »Herxheimer-Reaktion«, das heißt, die mit kolloidalem Silberwasser behandelten Tiere können aufgrund des eingeschränkten Reaktionsvermögens müde oder träge wirken, wenn in der Ausschwemmungsphase der Behandlung die abgestorbenen Parasiten über den Urin aus dem Körper des Tieres ausgeschieden werden.

Vitamin C und kolloidales Silberwasser sollten nicht gleichzeitig verabreicht werden, da dies zu Irritationen führen würde.

Da Tiere oft an ihren Wunden samt applizierter Silbersalbe oder eingeriebenem Silberwasser lecken, sprüht der Tierarzt die Wunden mit kolloidalem Silberspray ein, wobei die antibiotische Wirkung unverzüglich einsetzt. Den Tieren wird somit auch das lästige Tragen von Halskrausen erspart.

Liste der mit kolloidalem Silber behandelbaren Tierkrankheiten

Afterjucken (Pruritus ani)
Akuter Pilzbefall
Allergien
Atemwegserkrankungen
Augenausfluss
Augenentzündung

Befall mit Giardien (Katze)
Bindehautentzündung (Konjunktivitis)
Bisswunde
Blasenentzündung (Zystitis)
Borreliose
Bronchitis
Candidiasis (Hefepilzbefall)
Candidose (Hefepilzbefall)
Chronische Darmentzündung
Dämpfigkeit (Lungenemphysem)
Druse (Adenitis equorum)
Druse (Coryza contagiosa)
Durchfall (Diarrhö)
Entzündete, juckende Augen
Eosinophiles Granulom (Katze)
Erkrankungen der Atemwege
Euterentzündung (Mastitis)
Federrupfen
Fellprobleme
Flohallergie
Französische Mauser (Rennerkrankheit)
Furunkel
Gangrän
Gastritis
Geflügelpest (Vogelgrippe)
Gelenkentzündung
Geschwür
Haarkleidprobleme
Hautgeschwür
Hautkrankheiten
Hautpilz (Mikrosporie)
Hautprobleme mit Juckreiz
Hefepilzbefall (Candidose)
Hefepilzbefall (Candidiasis)
Hufrehe
Hundebandwurm
Hundetyphus (Leptospirose)
Husten
Infektionen
Insektenbisse
Insektenstiche
Jungtaubenkrankheit
Kälbergrippe
Katzenleukämie
Katzenschnupfen (Rhinitis)
Katzenseuche (Panleukopenie)
Kontaktallergie
Körpergeruch
Kratzwunde
Laufende Nase
Leptospirose (Stuttgarter Hundeseuche)
Leptospirose (Hundetyphus)
Luftsackmykose
Lungenemphysem (Dämpfigkeit)
Mastitis (Euterentzündung)
Mauke (Fesselekzem beim Pferd)
Maulentzündung
Maulgeruch
Maulinfektionen
Miliaire dermatitis (Flohallergie bei Katzen)
Mondblindheit
Nageltritt
Niesen
Nierenentzündung
Offene Wunden

Ohrenentzündungen (Otitis externa)
Panleukopenie (Katzenseuche)
Papageienkrankheit (Psittakose)
Papageienkrankheit (Ornithose)
Parasitenbefall
Parvovirusbefall bei Kaninchen
Pferdegrippe
Pilzbefall
Protozoenmyelitis
Rennerkrankheit (Französische Mauser)
Rhinitis (Katzenschnupfen)
Rotz (Maleus)
Schimmelpilzvergiftung (Aspergillose)
Schleimhautgeschwür
Schürfwunden
Sommerekzem
Staupe
Strahlfäule
Uterusinfektionen
Verdauungsbeschwerden
Vogelgrippe (Geflügelpest)
Vogelschnupfen
Vorhautkatarrh (beim Rüden)
Zahnfleischentzündung
Zeckenbiss
Zwingerhusten
Zystitis (Blasenentzündung)

Allgemeine Behandlung

Vor den Spezialbehandlungen bestimmter Tierkrankheiten mit kolloidalem Silber steht die allgemeine Behandlung von Tieren, hier sollte man sich am Körpergewicht des Tieres orientieren.

Die Verabreichung

Zur Verabreichung des kolloidalen Silberwassers wird es ins Futter oder ins Trinkwasser gemischt. Dabei ist jedoch Folgendes zu bedenken: Das ins Trinkwasser gegebene kolloidale Silberwasser wird naturgemäß verdünnt; insofern müsste die Dosierung dem Verdünnungsverhältnis angepasst werden, um zu wirken. Wird das kolloidale Silberwasser dem Futter der Tiere beigemengt, besteht die Gefahr, dass das kolloidale Silberwasser in verhältnismäßig kurzer Zeit an Wirksamkeit verliert; auch hier müsste die Dosis entsprechend erhöht werden.

Die Dosis

In der weltweiten alternativen Tiermedizin rund um das kolloidale Silber gibt es – vergleichbar mit anderen Disziplinen – verschiedene Auffassungen, wie, wann, wie oft, wie lange, in welchen Dosierungen und in welchen Konzentrationen kolloidales Silber an Tieren angewendet werden sollte.

In diesem Handbuch sind aus den zahllosen Dosierungsvorschlägen, die in den Anwenderkreisen kursieren, vorherrschende Angaben über die Dosierung von kolloidalem Silber in der Behandlung von Tieren aufgeführt, wobei an dieser Stelle keine Gewähr für die Richtigkeit und Unschädlichkeit der nachfolgend aufgeführten Dosierungsangaben übernommen wird.

Bei der Bemessung der richtigen Dosis des kolloidalen Silberwassers in der Behandlung von mittelgroßen Tieren kann im Zweifelsfall auch als Faustformel die Dosierung für Kleinst- und Kleintiere gelten.

Kleinst- und Kleintiere

kSw-Dosierung: 2,5–3 ml kSw mit 4–13 ppm zweimal täglich in die Kehle applizieren oder in die Nahrung oder ins Trinkwasser mischen.

Faustformel für die Bemessung der kSw-Menge: 0,25 Milliliter pro Kilogramm Körpergewicht.

Dauer der Behandlung: 3–14 Tage je nach Schwere der Erkrankung.

Mittelgroße Tiere

kSw-Dosierung: 4–5 ml kSw mit 4–23 ppm zweimal täglich in die Kehle applizieren oder in die Nahrung oder ins Trinkwasser mischen.

Faustformel für die Bemessung der kSw-Menge: 0,30 Milliliter pro Kilogramm Körpergewicht.

Dauer der Behandlung: 3–14 Tage je nach Schwere der Erkrankung.

Größere Tiere

kSw-Dosierung: 8–10 ml kSw mit 18–28 ppm zweimal täglich in die Kehle applizieren oder in die Nahrung oder ins Trinkwasser mischen.

Faustformel für die Bemessung der kSw-Menge: 0,20 Milliliter pro Kilogramm Körpergewicht.

Dauer der Behandlung: 3–14 Tage je nach Schwere der Erkrankung.

Großtiere

kSw-Dosierung: 28–30 ml kSw mit 28–48 ppm zweimal täglich in die Kehle applizieren oder in die Nahrung oder ins Trinkwasser mischen.

Faustformel für die Bemessung der kSw-Menge: 0,10 Milliliter pro Kilogramm Körpergewicht.

Dauer der Behandlung: 3–14 Tage je nach Schwere der Erkrankung.

Kleinstvögel

kSw-Dosierung: 7 Tage lang 6–8 Tropfen kolloidales Silberwasser mit 1–2 ppm, zweimal täglich in die Kehle applizieren oder in die Nahrung oder ins Trinkwasser mischen.

Faustformel für die Bemessung der kSw-Menge: 0,1 Milliliter pro 100 Gramm Körpergewicht.

Kleine Vögel

kSw-Dosierung: 0,5–1 ml kSw mit 3–4 ppm zweimal täglich in die Kehle applizieren oder in die Nahrung oder ins Trinkwasser mischen.

Faustformel für die Bemessung der kSw-Menge: 0,25 Milliliter pro Kilogramm Körpergewicht.

Dauer der Behandlung: 3–14 Tage je nach Schwere der Erkrankung.

Mittlere Vögel

kSw-Dosierung: 1,5–2 ml kSw mit 4–5 ppm zweimal täglich in die Kehle applizieren oder in die Nahrung oder ins Trinkwasser mischen.

Faustformel für die Bemessung der kSw-Menge: 0,25 Milliliter pro Kilogramm Körpergewicht.

Dauer der Behandlung: 3–14 Tage je nach Schwere der Erkrankung.

Große Vögel

kSw-Dosierung: 2,5–3 ml kSw mit 5–6 ppm zweimal täglich in die Kehle applizieren oder in die Nahrung oder ins Trinkwasser mischen.

Faustformel für die Bemessung der kSw-Menge: 0,50 Milliliter pro Kilogramm Körpergewicht.

Dauer der Behandlung: 3–14 Tage je nach Schwere der Erkrankung.

Spezialbehandlungen

Im Folgenden werden innerliche und äußerliche Anwendungen mit kolloidalem Silber bei speziellen Krankheiten und Tieren dargestellt.

Behandlung von Infektionskrankheiten

Tritt bei Tieren eine bakterielle Infektionskrankheit des Auges wie die Bindehautentzündung (Konjunktivitis) auf, ist eine Behandlung mit kolloidalem Silberwasser (kSw) angezeigt.

kSw-Dosierung (äußerlich): 5–7 Tage lang mehrmals täglich 2–3 Tropfen kSw mit 25–30 ppm ins Auge träufeln; 5–7 Tage lang mehrmals täglich das entzündete Auge mit 5–7 ml kSw auswaschen.

Das Resultat der Behandlung: Bereits nach ein bis drei Tagen lässt der Juckreiz nach und innerhalb einer Woche ist die Entzündung abgeheilt.

Auch bei Infektionskrankheiten des Ohres wie der bakteriellen oder pilzbedingten Außenohrentzündung (Otitis externa) ist die Gabe von kolloidalem Silberwasser angezeigt.

kSw-Dosierung (äußerlich): 7 Tage lang drei mal täglich drei Tropfen kolloidales Silberwasser mit 25–30 ppm in den Gehörgang träufeln.

Das Resultat der Behandlung von bakteriellen Infektionen ist augenscheinlich, wobei nach ein bis drei Tagen der Juckreiz gemindert wird und die Ohrentzündungen, d.h: das Abheilen der befallenen Ohrenpartie, in etwa einer Woche abgeschlossen sein sollte.

kSw-Dosierung (innerlich): 3–5 Tage lang zwei mal täglich (morgens und abends) 2–3 ml kSw mit 20–25 ppm (je Kilogramm Körpergewicht) im Trinkwasser verabreichen.

Tauben

In den letzten Taubensaisons desinfizierten Züchter ihre Taubenschläge durch Sprühen mit kolloidalem Silberwasser und bekämpften damit erfolgreich die grassierende Jungtaubenkrankheit und akuten Pilzbefall bei Jung- und Reisetauben.

Behandlung der Jungtaubenkrankheit:

kSw-Dosierung (innerlich): 2–3 ml kSw mit 5–6 ppm zweimal täglich in die Kehle applizieren oder in die Nahrung oder ins Trinkwasser mischen. Alternativ: 1–2 Esslöffel kSw mit 25–30 ppm je Liter Trinkwasser.

Haus- und Nutztiere

Behandlung der Euterentzündungen bei Kühen:

kSw-Dosierung (äußerlich und innerlich): 5 Tage lang 10 Esslöffel kolloidales Silberwasser mit 35 ppm auf 5 Liter lauwarmes Wasser geben und auf den Euter applizieren. Dann 7 Tage lang 3–5 Esslöffel kolloidales Silberwasser mit 30 ppm zwei mal täglich im Trinkwasser verabreichen.

Behandlung der Kälbergrippe:

kSw-Dosierung (äußerlich und innerlich): 4 Tage lang 8 Esslöffel kolloidales Silberwasser mit 20 ppm auf 5 Liter lauwarmes Wasser geben und auf das Fell applizieren. Dann 7 Tage lang 3 Esslöffel kolloidales Silberwasser mit 15 ppm zwei mal täglich im Trinkwasser verabreichen.

Behandlung von Abszessen bei Pferden:

kSw-Dosierung (innerlich): 5 Tage lang 100 Milliliter kolloidales Silberwasser mit 40 ppm auf 4 Liter, zwei mal täglich im Trinkwasser verabreichen.

Behandlung von Fieber bei Pferden:

kSw-Dosierung (innerlich): 5 Tage lang 100 Milliliter kolloidales Silberwasser mit 40 ppm auf 4 Liter, zwei mal täglich im Trinkwasser verabreichen.

Behandlung von Protozoenmyelitis bei Pferden:

kSw-Dosierung (innerlich): 7 Tage lang 30 Milliliter kolloidales Silberwasser mit 35 ppm auf 4 Liter, zwei mal täglich im Trinkwasser verabreichen.

Behandlung von Durchfall bei Hunden:

kSw-Dosierung (innerlich): 5–7 Tage lang drei mal täglich 1-2 Esslöffel kSw mit 25–30 ppm je Kilogramm Körpergewicht im Trinkwasser verabreichen.

Behandlung von Maulinfektionen bei Hunden:

kSw-Dosierung (innerlich): 7 Tage lang 3–5 Teelöffel kolloidales Silberwasser mit 25 ppm, zwei mal täglich im Trinkwasser verabreichen.

Behandlung von Wunden bei Hunden:

kSw-Dosierung (äußerlich und innerlich): 7 Tage lang 8–15 Tropfen kolloidales Silberwasser mit 20 ppm auf die Wunden applizieren. Dann 7 Tage lang 3–5 Teelöffel kolloidales Silberwasser mit 15 ppm zwei mal täglich im Trinkwasser verabreichen.

Behandlung von Parasiten bei Katzen:

Giardien sind einzellige Parasiten, die sich vornehmlich im Dünndarm ihres Wirtes (Tiere und Menschen) aufhalten und hartnäckige Diarrhö (Durchfall) verursachen. Es werden vornehmlich junge Katzen von den Giardien befallen, die nur mit speziellen Untersuchungsverfahren (z. B. ELISA) nachzuweisen sind.

kSw-Dosierung (innerlich): 10 Tage lang 50 ppm kolloidales Silberwasser, 2-mal täglich im Trinkwasser verabreichen.

Faustformel für die Bemessung der kS-Menge: 0,5 Milliliter pro Kilogramm Körpergewicht.

Behandlung der Katzenseuche:

kSw-Dosierung (innerlich): Vorbeugend täglich 1–2 Teelöffel kSw mit 25–30 ppm im Trinkwasser verabreichen. Einen Tierarzt aufsuchen!

Faustformel für die Bemessung der kS-Menge: 0,3 Milliliter pro Kilogramm Körpergewicht.

Behandlung von Katzenschnupfen:

kSw-Dosierung (innerlich): Bei akuter Erkrankung 3-mal täglich 1–2 Teelöffel kSw mit 25–30 ppm im Trinkwasser verabreichen. Vorbeugend täglich 1–2 Teelöffel kSw mit 25–30 ppm im Trinkwasser verabreichen. Einen Tierarzt aufsuchen!

Faustformel für die Bemessung der kS-Menge: 0,3 Milliliter pro Kilogramm Körpergewicht.

Fische

Behandlung von Hautkrankheiten:

kSw-Dosierung: 4–5 ml kSw (1 Teelöffel) mit 5–6 ppm auf 30–40 Liter jeden 2. Tag, vorbeugend in 10-Tages-Intervallen.

Für Aquarianer besteht beim Einsatz von kolloidalem Silberwasser in Aquarien die Gefahr einer Neurotoxizität. Diese bedingt bei sehr empfindlichen tropischen Fischen allergische Reaktionen oder gar den Exitus, wenn die Silberkonzentrationen ein bestimmtes Maß erreichen (1,5–4,2 µg/Liter Wasser). Hier sollte der Aquarianer besser einen Ozongenerator einsetzen und das Wasser im Aquarium »ozonisieren«.

Die Erfinder Parker und Parker reichten dem amerikanischen Patentamt im Jahre 2003 einen Patentantrag ein. Das eingereichte Patent befasste sich mit der Heilungsmethode von Hauterkrankungen bei tropischen Zierfischen durch homöopathisch verdünntes kolloidales Silberwasser in Konzentrationen von 1 ppb *(parts per billion)* Silber.

Äußerliche Anwendung für Spezialfälle

Sind Fell, Haut oder Federkleid der Tiere von Krankheiten betroffen, empfiehlt sich die äußerliche Anwendung von kolloidalem Silber.

Behandlung von Federrupfen, Geschwüren, Sommerekzemen und Kontaktallergie: Das kolloidale Silberwasser (Konzentration: 25–30 ppm) wird 3-mal täglich (im Falle der Kontaktallergie 2-mal täglich; hier auch die allergenen Auslöser ausschalten beziehungsweise zukünftig vermeiden) großflächig auf die zu behandelnde Partie des Tieres aufgetragen, aufgesprüht oder mit kolloidalem Silberwasser getränkten Binden, Kompressen oder Verbänden (die am besten fixiert werden) bis zum Verschwinden der Symptome appliziert.

Äußerliche und innerliche Anwendung für Spezialfälle

Behandlung von Hautpilz und Wunden: Bei der äußerlichen Anwendung des kolloidalen Silbers (Konzentration: 25–30 ppm) wird es 3-mal täglich großflächig auf die zu behandelnde Partie des Tieres aufgetragen, aufgesprüht oder mit kolloidalem Silber getränkten Binden, Kompressen oder Verbänden (die am besten fixiert werden) bis zum Verschwinden der Symptome appliziert. Bei der innerlichen Anwendung werden 3–5 Tage lang 2-mal täglich (morgens und abends) 2–3 ml kolloidales Silberwasser mit 20–25 ppm (je kg Körpergewicht) im Trinkwasser verabreicht.
Behandlung von Zeckenbissen: Bei der äußerlichen Anwendung des kolloidalen Silbers (Konzentration: 25–30 ppm) wird die Bissstelle damit desinfiziert. Bei der innerlichen Anwendung werden 3–5 Tage lang 2-mal täglich (morgens und abends) 2–3 ml kolloidales Silberwasser mit 20–25 ppm (je kg Körpergewicht) im Trinkwasser verabreicht.

Forschung und Tierversuche

Das Thema »Tierversuche unter Anwendung von kolloidalem Silber und anderen Silberpräparaten« ist äußerst brisant. In zahlreichen In-vitro-Experimenten (in der Petrischale) und In-vivo-Versuchen (am lebenden Objekt) testeten Wissenschaftler die Anwendung und Auswirkung von kolloidalem Silber, Silbernitraten, Silberproteinen und Silber auf den tierischen Organismus.

In der Fachwelt bekannt sind die »Dog Studies« und die »Rabbit Studies«, die in den USA an lebenden Tieren durchgeführt wurden. Das führte im Endeffekt so weit, dass den Versuchstieren (Hunde und Kaninchen) letale, also tödlich wirkende Konzentrationen von Silbernitrat und Silberproteinen verabreicht wurden.

Aus der einschlägigen Fachliteratur ist zu entnehmen, dass Hunde nach Injektionen mit Silberproteinen in Dosen von 500 Milligramm bis ca. maximal 2,0 Gramm verendet sind.

In einer zweiten Versuchsreihe wurde den Tieren ein elektrolytisch erzeugtes kolloidales Silberwasser in verschieden hohen Dosen verabreicht, um unter anderem festzustellen, ob und wie lange die Versuchstiere gegen Infektionskrankheiten bzw. Infekte immun wurden und wie lange dieser Schutz anhielt.

Weiterhin wurden an den Tieren In-vivo-Versuchsreihen mit dem Präparat »Electrargol« und kolloidalem Silber durchgeführt, um herauszufinden, ob das kolloidale Silber in der Lage war, bestimmte Bakterien wie Streptokokken zu zerstören, um dadurch das hohe Fieber der Versuchstiere zu senken.

Die Ergebnisse dieser Tierversuche an Hunden und Kaninchen fanden Eingang in die humanmedizinische Forschung; ob die Resultate dieser Tierversuche auch ihren Weg in die Tiermedizin und in die Praxen der Tierärzte gefunden haben, wäre noch zu überprüfen.

In zahlreichen In-vivo-Tierversuchen wurde der Resorptionsweg und der Resorptionsanteil des zugeführten Silbers bei Mäusen, Affen und Hunden untersucht. Dabei stellte man fest, dass Silber nicht nur über den Verdauungstrakt, sondern auch über die Lunge und die Atemwege resorbierbar war. Das den Versuchstieren verabreichte Silber wurde fast vollständig (zwischen 90 und 98 Prozent) nach etwa zwei bis vier Tagen wieder ausgeschieden.

Behandlungscheckliste für Tiere

Besitzer: ....
Wohnort: ....
Telefon: ....

Angaben zum Tier:

Tierart: ....
Rasse: ....
Farbe: ....
Geschlecht: ....
Alter: ....
Beschwerden: ....

Hauptsymptome:

Wann entstanden: ....
Zeitliches Auftreten: ....
Körperliche Ursachen: ....
Auslöser: ....
Verbesserung: ....
Aussehen: ....

Psychische Symptome:

Träge: ....
Unruhig: ....
Aggressiv: ....
Reizbar: ....
Ängstlich: ....
Schreckhaft: ....
Eifersüchtig: ....

Ursachen:
Physische Symptome:
Beschwerden:

Jucken: ....
Absonderungen: ....

Entzündungen: ....
Beläge: ....
Ausschläge: ....
Rötungen: ....
Schuppungen: ....
Schwellungen: ....
Zittern: ....
Schwäche: ....
Gerüche: ....
Ausdruck: ....
Appetit: ....
Verlangen: ....
Verstopfung: ....
Durchfall: ....
Erbrechen: ....
Übelkeit: ....
Aufstoßen: ....

Ursachen:
Nebensymptome:
Orte der Symptome: ....
Augen: ....
Ohren: ....
Nase: ....
Mund/Rachen: ....
Hals: ....
Verdauungstrakt: ....
Geschlechtsorgane: ....
Atmungsapparat: ....
Bewegungsapparat: ....
Haut, Haare: ....
Federn, Pelz: ....

Sonstige Angaben:
Appetit: ....
Ernährung: ....

Abneigungen: ....

Verträglichkeiten: ....

Durst- und Trinkverhalten: ....

Fieber: ....

Blutungen: ....

Erbrechen: ....

Schlafverhalten: ....

Gemüt: ....

Vorgeschichten: ....

Verletzungen: ....

Operationen: ....

Röntgenaufnahmen: ....

Blutuntersuchungen: ....

Impfungen: ....

Tierarzt/Tierklinik: ....

Tierheilpraktiker: ....

Die Anwendung von kolloidalem Silber bei Pflanzen

Seit vielen Jahren wird im Garten- und Landschaftsbau, in den Baum- und Pflanzenschulen, in den Gärtnereien, im Obst- und Gemüseanbau, im Blumenhandel und in den vielen Privathaushalten kolloidales Silberwasser als mildes, ungiftiges, aber wirksames Pflanzenstärkungs- und Schädlingsbekämpfungsmittel eingesetzt und ist damit ein hervorragender Ersatz für die »chemischen Keulen«.

Phytopathologie

Die Lehre von den Pflanzenkrankheiten, die Phytopathologie, beschäftigt sich mit den Pflanzenschädlingen und deren Bekämpfung.

Pflanzenkrankheiten werden unterschieden in florale Krankheiten mit nicht parasitärem Ursprung und in florale Krankheiten, die durch Parasiten (Schmarotzer) hervorgerufen werden, die wiederum aus der umgebenden Pflanzen- und Tierwelt kommen.

Pflanzenkrankheiten können durch ungünstige Umweltbedingungen und -einflüsse (Klima, Witterung, Bodenbeschaffenheit, Nährstoffmangel, physikalische oder/und chemische Umstände, Lichtmangel, Lichtüberschuss, schädliche Immissionen etc.), aber auch durch pflanzliche Erreger (parasitäre Pflanzen wie Mistel, Orobranche, Kleeseide etc.) und durch parasitäre floralpathogene Mikroorganismen wie Viren, Bakterien und Pilze verursacht werden. Dazu kommen noch die Pflanzenschädlinge aus dem Tierreich, insbesondere die Insekten (Käfer, Läuse, Larven, Schmetterlinge etc.).

Pflanzenkrankheiten befallen die Natur-, Kultur- und Nutzpflanzen gleichermaßen; sie siedeln auf Wirtspflanzen, befallen die umgebende Flora und rufen dort verheerende Schäden hervor. Es gilt also, die Nutz- und Kulturpflanzen vor den nichtparasitären Einflüssen sowie vor vielfältigen Pflanzenkrankheiten und Schädlingen durch deren vorrangige Vernichtung zu schützen und sie durch die Steigerung der Widerstandskraft zu stärken.

Liste der mit kolloidalem Silber behandelbaren Pflanzenkrankheiten

Die folgende alphabetische Auflistung der in der Gärtnerpraxis häufig vorkommenden Pflanzenkrankheiten, bei denen kolloidales Silber temporär zum Einsatz kam, erhebt natürlich keinen Anspruch auf Vollständigkeit, denn dafür ist das Gebiet der Phytopathologie viel zu umfangreich.

Birnenschorf (Verursacher: Pilze), befällt u. a. Birnenbäume.

Blattfleckenpilz (Verursacher: Bakterien, Pilze), befällt u. a. Efeu, Balkon- und Zimmerpflanzen.

Botrytis (Verursacher: Pilz Botrytis cinera), befällt u. a. Erdbeeren.

Camararia-Befall (Verursacher: Pilz Cameraria ohridella), betrifft u. a. Kastanien.

Dürrflecken-Krankheit (Verursacher: Pilze), befällt u. a. Tomaten.

Ebereschenpilz (Verursacher: Pilze), befällt u. a. Ebereschen.

Eschenmosaik (CLRV; Verursacher: Pilze), befällt u. a. Eschen.

Frucht-Monilia (Verursacher: Pilze), befällt u. a. Monilia.

Kabatina (Verursacher: Pilze), befällt u. a. Lebensbäume, Wacholder, Zypressen.

Kirschfruchtfäule (Verursacher: Bakterien), befällt u. a. Sauer- und Zierkirschenbäume.

Kirschentriebspitzendürre (Verursacher: Pilze), befällt u. a. Sauer- und Zierkirschenbäume.

Kirschlorbeer-Krankheit (Verursacher: Bakterium Pseudomonas syrinae), befällt u. a. Kirschlorbeer.

Knollenfäule (Verursacher: Pilze), befällt u. a. Kartoffeln, Tomaten.

Knospensterben (Verursacher: Pilze), betrifft u. a. Rhododendren.

Kräuselkrankheit (Verursacher: Pilz Taphina deformans), befällt u. a. Aprikosen, Pfirsiche, Mandelbäumchen.

Krautfäule (Verursacher: Pilz Phytophthora infestans), befällt u. a. Kartoffeln, Tomaten.

Monilia-Fruchtfäule (Verursacher: Pilz Monilia fructigena), befällt u. a. Obstbäume.

Monilia-Krankheit (Verursacher: Pilz Monilia fructigena und Pilz Monilia laxa), befällt u. a. Steinobstbäume.

Monilia-Triebspitzendürre (Verursacher: Pilz Monilia laxa), befällt u.a. Obstbäume.

Narrenkrankheit (Verursacher: Pilz Taphrina pruni), befällt u.a. Pflaumen, Traubenkirschen.

Narrentaschen (Verursacher: Pilz Taphrina pruni), befällt u.a. Pflaumenbäume.

Ölfleckenkrankheit (Verursacher: Bakterien), befällt u.a. Efeu, Begonien.

Ohrläppchenkrankheit (Verursacher: Pilz Exobasidium japonicum), befällt u.a. Azaleen, Rhododendren.

Pilzbefall (Verursacher: Pilz Giugnardia desculi), betrifft u.a. Kastanien.

Polsterschimmel (Verursacher: Pilz Monilia fructigena und Pilz Monilia laxa), befällt u.a. Obstbäume.

Phytophthora-Welke (Verursacher: Pilz Phytophthora), befällt u.a. Rhododendren.

Pyconostysanus azalae (Verursacher: Pilze), befällt u.a. Rhododendren.

Quittenpilz (Verursacher: Pilz Gymnosporangium sabinae), befällt u.a. Quitten.

Regenflecken (Verursacher: Pilz Gloedes pomigena), betrifft u.a. Apfelbäume.

Regenfleckenkrankheit (Verursacher: Pilze), befällt u.a. Apfelbäume.

Ringfleckenkrankheit (Anthraknose; Verursacher: Pilze), befällt u.a. Rosen.

Rhododendron-Knospensterben (Verursacher: Pilz Pycnosty sanus azalar), befällt u.a. Rhododendren.

Rotbuchenmosaik (BMV; Verursacher: Pilze), befällt u.a. Rotbuchen.

Roter Brenner (Verursacher: Pilze), befällt u.a. Amarylis.

Samtflecken-Krankheit (Verursacher: Pilz), befällt u.a. Tomaten.

Septoria-Blattflecken (Verursacher: Pilz), befällt u.a. Flammenblume (Phlox).

Schönwetterpilz (Verursacher: Mehltaupilz), befällt u.a. Zier- und Nutzpflanzen.

Stachelbeermehltau (Verursacher: Pilze), befällt u. a. Stachelbeeren.
Stängelälchen (Verursacher: Bakterien, Pilze), befällt u. a. Dicke Bohnen, Puffbohnen.
Stängelfäule (Verursacher: Bakterien, Pilz Phona exigua), befällt u. a. Pelargonien.
Sternrusstau (Verursacher: Pilze), befällt u. a. Rosen.
Stockälchen (Verursacher: Bakterien, Pilze), befällt u. a. Dicke Bohnen, Puffbohnen.
Streifenkrankheit (Verursacher: Bakterien, Pilze), befällt u. a. Gerste.
Taschenkrankheit (Verursacher: Pilz Taphrina pruni), befällt u. a. Pflaumenbäume.
Walnussbakteriose (Verursacher: Bakterien), befällt u. a. Walnussbäume.
Welke (Verursacher: Bakterien), befällt u. a. Rhododendren.
Wurzelfäule (Verursacher: Pilze), befällt u. a. Zimmer- und Topfpflanzen.
Wurzelkropf (Verursacher: Bakterien), befällt u. a. Rosen und Pelargonien.

Pflanzenschutz durch Schädlingsbekämpfung

Die Aufgabe von kolloidalem Silberwasser ist es, die Nutz- und Kulturpflanzen vor vielfältigen Pflanzenkrankheiten und Schädlingen durch deren vorrangige Vernichtung zu schützen. Dazu sind folgende Konzentrationen von kolloidalem Silber im Gießwasser und Intervalle der Behandlung erforderlich: Sämtliche Pflanzenteile (gesunde, befallene, gefährdete) werden einmal in der Woche mit kolloidalem Silberwasser (50 ppm) besprüht und einmal im Monat begossen (200 Milliliter mit 50 ppm kolloidalem Silber auf zehn Liter Gießwasser).

Zur Behandlung mit kolloidalem Silberwasser sind jedoch begleitende Maßnahmen notwendig, um die Pflanzen nachhaltig von Schädlingen und die von ihnen verursachten Krankheiten zu befreien.

- Befallene (infizierte) Blätter und totes Laub entfernen und entsorgen (auch im Folgenden gilt: verbrennen, nicht kompostieren!).
- Herbstlaub entfernen und entsorgen.
- Vertrocknete Knospen entfernen und entsorgen.
- Befallene Früchte und befallenes Obst entfernen und entsorgen.
- Befallene (infizierte) Äste herausschneiden, entfernen und entsorgen.
- Betroffene (infizierte) Pflanzenteile herausschneiden, entfernen und entsorgen.
- Betroffene Pflanzen entfernen und entsorgen.
- Schimmel und Schädlinge von Hand entfernen und entsorgen.
- Befallene Baumteile weiträumig wegschneiden, ausfräsen und mit Wundmaterial verschließen.
- Oberste Erdschicht entfernen und entsorgen (nicht kompostieren!).

Pflanzenstärkung

Bei der Herstellung und Anwendung von Pflanzenstärkungsmitteln aus kolloidalem Silber (kS) sind folgende Parameter bzw. Kriterien und Informationen von Bedeutung:

1. (Muster)-Benennung der Mittelkategorie: homöopathisches, hoch potenziertes »kolloidales Wasser« im Verhältnis von weniger als 1 ppm.

2. Anwendungsbereiche für das kS-Pflanzenstärkungsmittel: zur Pflege, Kräftigung und Stärkung aller Kulturpflanzen und Beseitigung von floralpathogenen Keimen.

3. Vorgeschriebene Haltbarkeit des Pflanzenstärkungsmittels: bis drei Monate nach der Herstellung (bezogen auf das Herstellungsdatum). Die Haltbarkeit ist von Fabrikat zu Fabrikat unterschiedlich.

4. Beabsichtigte Wirksamkeit des kS-Pflanzenstärkungsmittels: Das kS-Pflanzenstärkungsmittel ist auch ein Pflanzenschutzmittel und hat direkte Wirkung auf Schadorganismen oder Krankheitserreger.

5. Verwendete Wirkstoffe im kS-Pflanzenstärkungsmittel: homöopathische anorganische Wirkstoffe (kolloidales Silber in Aqua purificata) in sehr stark verdünnter (potenzierter) Form. Das Trägermedium ist Wasser.

6. Vorlage einer Laboranalyse: Es sollte eine aktuelle Analyse eines anerkannten Labors über das kS-Pflanzenstärkungsmittel eingeholt worden sein und vorliegen.

7. Anwendungshäufigkeit des kS-Pflanzenstärkungsmittels: ganzjährig bei Zimmerpflanzen und Schnittpflanzen, während der Wachstums- und Vegetationsperiode bei Gartenpflanzen und anderen Kulturpflanzen.

8. Anwendungsgebiete des kS-Pflanzenstärkungsmittels: Stärkung aller Kulturpflanzen und Bekämpfung von floralpathogenen Keimen.

9. Zweckmäßigkeit des kS-Pflanzenstärkungsmittels: für den ökologischen Landbau, Zierpflanzenbau, Garten- und Landschaftsbau sowie für den Hobbygartenbau geeignet.

10. Beabsichtigte Wirkung des Pflanzenstärkungsmittels:

- aktiviert den Pflanzenstoffwechsel von Kulturpflanzen,
- erhöht die Widerstandsfähigkeit von Kulturpflanzen,
- verlängert die Frische von Schnittpflanzen,
- bekämpft floralpathogene Keime.

11. Wirkstoffaufnahme aus dem Pflanzenstärkungsmittel: über die Kapillarwurzeln, Wurzelrinde, Blätter, Nadeln, Stiele und Blüten, durch Sprühen oder Gießen.

12. Wirkung des kS-Pflanzenstärkungsmittels: Es zerstört die floralpathogenen Mikroorganismen, die einzelligen Keime. Durch die Einwirkung des kolloidalen Silbers werden bestimmte Enzyme beeinflusst, hier durch die Blockierung des Sauerstoff-Metabolismus (Stoffwechsel), was in kurzer Zeit zum »Absterben« der floralpathogenen Keime führt.

Das im Pflanzenstärkungsmittel enthaltene kolloidale Silber zerstört ausschließlich die pathogenen Keime und nicht die lebenswichtigen einzelligen Mikroorganismen mit ihren lebenswichtigen, vitalen Zellenenzymen. Das scheint daran zu liegen, dass das kolloidale Silber nur auf die Angriffsstellen der floralpathogenen Keime einwirkt.

13. Wachstumswirkung des Pflanzenstärkungsmittels: Durch das kolloidale Silber wird der Zellstoffwechsel der Pflanzen insgesamt positiv beeinflusst. Dadurch wird eine wachstumsfördernde Wirkung erzeugt.

14. Dosierung von kS-Pflanzenstärkungsmittel: Liegen vom Hersteller keine detaillierten Angaben über die Dosierung des kS-Pflanzenstärkungsmittels vor, kann man nach folgender Faustformel der Gärtner verfahren: Dem Gießwasser für Garten- und Zimmerpflanzen werden je Liter Wasser 15 Esslöffel (150 Milliliter) kS-Pflanzenstärkungsmittel zugegeben und gut verrührt.

15. Dosierempfehlung für Bäume und Sträucher: im Sprüh- und Gießverfahren 250 Milliliter kS-Pflanzenstärkungsmittel in einem Liter Wasser gut untermischen, Pflanze und Boden gut benetzen beziehungsweise Pflanzen kräftig angießen.

16. Dosierempfehlung für Garten- und Zimmerpflanzen: im Sprüh- und Gießverfahren 62,5 Milliliter kS-Pflanzenstärkungsmittel in einem Liter Wasser gut untermischen, Pflanze und Boden gut benetzen beziehungsweise Pflanzen kräftig angießen.

17. Dosierempfehlung für Schnittpflanzen: im Gießverfahren 62,5 ml auf einen Liter Wasser gut untermischen und bei Sonnenuntergang in das Pflanzenwasser geben.

18. Anwendungszeit und Anwendungsrhythmus des Pflanzenstärkungsmittels: Das lichtempfindliche kS-Pflanzenstärkungsmittel sollte entweder nach Sonnenuntergang oder in der Dämmerung eingesetzt werden, da kolloidales Silber kein Sonnen- und Tageslicht verträgt.

An Bäumen und Sträuchern sollte man während der Wachstums- und Vegetationsperiode ab Frühjahr bis Herbst das kS-Pflanzenstärkungsmittel regelmäßig in Abständen von vier Wochen abwechselnd gegossen und gesprüht anwenden, an Zierpflanzen in Abständen von zwei Wochen, an Schnittpflanzen bei Bedarf täglich.

19. Lagerung: dunkel (lichtgeschützt), kühl und nicht unter –1 und nicht über +40 Grad Celsius lagern. Keine Gefäße aus Aluminium, Stahl oder Kunststoff, sondern lichtgeschützte dunkelfarbene Glasflaschen verwenden. Nicht im Kühlschrank und fern von elektrischen Geräten aufbewahren, da sonst die Wirksamkeit beeinträchtigt wird.

20. Auswirkungen des kS-Pflanzenstärkungsmittels: Es sind keine schädlichen Auswirkungen auf die Gesundheit von Mensch und Tier, das Grundwasser oder den Naturhaushalt bekannt und zu erwarten.

21. Informationen zum Verbleib in der Umwelt: Das kS-Pflanzenstärkungsmittel sollte im unmittelbaren Anwendungsbereich der behandelten Pflanzen verbleiben. Das kS-Pflanzenstärkungsmittel wird von der behandelten Pflanze aufgenommen und entfaltet dort seine Wirkung.

22. Informationen zu Auswirkungen auf Mensch und Tier: Das kS-Pflanzenstärkungsmittel sollte nicht toxisch sein und somit keine schädlichen Auswirkungen auf den menschlichen oder tierischen Organismus haben. Es sollte – bei sachgerechter Herstellung – aus natürlichen Inhaltsstoffen wie Aqua destillata, Aqua purificata und Silber (kolloidale Ag-Partikel mit weniger als 1 ppm) bestehen.

23. Haltbarkeit des kS-Pflanzenstärkungsmittels: Das in verschraubbaren Behältnissen von einem bis fünf Liter Inhalt abgefüllte Pflanzenstärkungsmittel ist eine homöopathische Flüssigkeit mit einer Haltbarkeit von drei Monaten nach Herstellungsdatum (Haltbarkeit variiert nach Herstellerangaben).

24. Zweck des kS-Pflanzenstärkungsmittels: Das kS-Pflanzenstärkungsmittel dient der Gesunderhaltung und Qualitätssicherung von Pflanzen und Pflanzenerzeugnissen durch die systematische Anwendung von vorbeugenden Maßnahmen und durch die Bekämpfung von floralpathogenen Mikroorganismen (Keimen) mittels prophylaktischer oder/und aktiver Maßnahmen.

25. Anwendungsgebiete des kS-Pflanzenstärkungsmittels: Das kS-Pflanzenstärkungsmittel wird von vielen Herstellern in drei Darreichungsformen hergestellt, vertrieben und angewendet: für Bäume und Sträucher, Garten- und Zimmerpflanzen sowie Schnittpflanzen.

26. Mischungsverhältnis des kS-Pflanzenstärkungsmittels: Das kS-Pflanzenstärkungsmittel ist in einer geeigneten Sprühflasche oder Gießkanne mit Wasser in folgenden Mischungsverhältnissen zu verdünnen: Bäume und Sträucher im Verhältnis 1:4 (also ein Teil kS-Pflanzenstärkungsmittel auf vier Teile Wasser). Garten- und Zimmerpflanzen im Verhältnis 1:8 und Schnittpflanzen im Verhältnis 1:16.

27. Anwendungstipp für das kS-Pflanzenstärkungsmittel: Stamm, Äste, Stängel, Blätter und Umgebungserdreich der Pflanze sind wegen der Lichtempfindlichkeit des kS-Pflanzenstärkungsmittels vorzugsweise nach Sonnenuntergang oder in der Dämmerung mit dem zubereiteten Gemisch vorsichtig, aber nachhaltig zu besprühen oder zu begießen, wobei darauf geachtet werden sollte, die Blüten zu schützen und nicht zu besprühen.

28. Wirkungsweise: Das kS-Pflanzenstärkungsmittel sollte nicht toxisch sein, sondern aus natürlichen Wirkstoffen bestehen und folgende Wirkung entfalten:

- Erhöhung der Widerstandsfähigkeit der Pflanzen gegen Schadorganismen.
- Als Keimhemmer die Ansiedlung von schädlichen (nichtparasitären) Keimen verhindern.

29. Anwendung an abgeschnittenen Zierpflanzen außer Anbaumaterial: Das kS-Pflanzenstärkungsmittel sollte positiv auf die Haltbarkeit und Frischedauer von abgeschnittenen Pflanzen einwirken.

30. Folgende (Muster)-Erklärung des Herstellers von kS-Pflanzenstärkungsmittel sollte vorliegen: Hiermit versichere ich, dass das kS-Pflanzenstärkungsmittel bei bestimmungsgemäßer und sachgerechter Anwendung, oder als Folge einer solchen Anwendung keine schädlichen Auswirkungen, insbesondere auf die Gesundheit von Mensch und Tier, das Grundwasser und den Naturhaushalt hat. Es entspricht damit den Anforderungen des § 31 Abs. 1 Nr. 1 des Pflanzenschutzgesetzes.

31. Dieser zwingende (Muster)-Hinweis des Herstellers von kS-Pflanzenstärkungsmittel sollte ebenfalls vorliegen: Das kS-Pflanzenstärkungsmittel ist zur Anwendung im Landbau, Haus- und Kleingartenbereich zugelassen.

32. Vorgeschriebene Kennzeichnung der Behältnisse von kS-Pflanzenstärkungsmittel: Auf den äußeren Umhüllungen (Etiketten) des kS-Pflanzenstärkungsmittels sollte folgender (beispielhafter) Muster-Hinweis stehen:

(Muster)-Kennzeichnung nach §§ 13 und 14 Chemikaliengesetz:

Das kS-Pflanzenstärkungsmittel wird aus zwei natürlich vorkommenden Stoffen (Aqua destillata und Argentum mit <1,00 ppm) als Gemisch hergestellt, wobei eine Silbersuspension entsteht, die weder in die Kategorie »Gefährliche Stoffe« noch in die Kategorie »Biozid-Wirkstoffe« einzuordnen ist.

Das kS-Pflanzenstärkungsmittel wird entsprechend der Rechtsverordnung nach §§ 13 und 14 Chemikaliengesetz verpackt und gekennzeichnet, wobei die Inhaltsstoffe auf den Behältnissen, äußeren Umhüllungen, Packungsbeilagen und Gebrauchsanweisungen angegeben werden.

33. Nachweis der erforderlichen Zulassungsnummer des kS-Pflanzenstärkungsmittels: Die amtliche Zulassungsnummer des kS-Pflanzenstärkungsmittels sollte auf dem Etikett vermerkt sein sowie der Name und die Anschrift des Zulassungsinhabers.

34. Überprüfung der Grenzwertigkeit für das kS-Pflanzenstärkungsmittel: Die exakte Bestimmung der Silbermenge im Pflanzenstärkungsmittel sollte durch ein zugelassenes Labor vorgenommen werden mit Angabe der angewandten Methode für die Analyse von gelöstem Silber, die eingesetzten Messgeräte, das Messprinzip und das angewandte Verfahren.

35. Unbedenklichkeitsnachweis für das kS-Pflanzenstärkungsmittel: Der amtliche Unbedenklichkeitsnachweis für das kS-Pflanzenstärkungsmittel sollte vorliegen.

36. Relevante Angaben für Mensch und Tier (bezüglich des kS-Pflanzenstärkungsmittels): Die deutsche Trinkwasseraufbereitungsverordnung (TrinkWV) weist Silberpräparate als Konservierungsmittel für Trinkwasser aus. Silber wird in § 11 Teil 3a der TrinkWV als zulässiger Aufbereitungsstoff (zur Konservierung in Kleinanlagen) aufgeführt. In § 11 Teil 3a der TrinkWV wird der Hinweis aufgeführt, dass ein Gebrauch im Ausnahmefall erfolgen kann. Für einen solchen Ausnahmefall ist der Grenzwert auf 0,08mg/l (0,7 mmol/m^3) festgesetzt.

37. Relevante Angaben für Pflanzen: Silber kommt im natürlichen Erdreich zwischen 0,01 mg/kg und 5 mg/kg, im Mittel mit 0,1 mg/kg, vor.

Der Silbergehalt in einigen ausgewählten Pflanzen beträgt:

- Karotten: 4–74 Mikrogramm/Kilogramm,
- Spinat: 9–232 Mikrogramm/Kilogramm,
- Pilze: bis zu 31,4 mg/kg; im Mittel mit 8,5 Mikrogramm/Kilogramm.

38. Definition eines kS-Pflanzenstärkungsmittels: Das (Muster)-kS-Pflanzenstärkungsmittel ist eine konzentrierte Suspension aus meistens einem Liter Aqua destillata und 0,40–1,00 ppm Silberkolloiden *(argentum)*, wobei ein fein strukturiertes kolloidales Silberwasser entsteht. Der Anteil der Silberkolloide schwankt von Hersteller zu Hersteller und von Fabrikat zu Fabrikat.

Die Silbersuspension ist eine Aufschwemmung feinstverteilter fester Schwebestoffe *(argentum)* in einer Flüssigkeit (Aqua destillata, Aqua purificata).

Das kS-Pflanzenstärkungsmittel ist in der Regel eine homöopathische Suspension und wird in drei Mischungsverhältnissen (für Bäume und Sträucher, für Garten- und Zimmerpflanzen, für Schnittpflanzen) angewendet.

39. Wirkungsweise eines Pflanzenstärkungsmittels: Das im kS-Pflanzenstärkungsmittel enthaltene kolloidale Silber wirkt auf und in der Pflanze als Katalysator.

Die Hauptfunktion des katalytischen Prozesses ist eine Feinstrukturierung des applizierten flüssigen Pflanzenstärkungsmittels auf und in der Pflanze. Die Pflanze nimmt die feinstrukturierten Bestandteile des kolloidalen Silberwassers auf. Die Hauptfunktion dieses Vorgangs ist die Versorgung der Pflanze mit feinstofflichen Silberionen. Im kolloidalen Silberwasser des kS-Pflanzenstärkungsmittels vollzieht sich ein physikalischer Vorgang, die so genannte Brownsche Molekularbewegung. Sie entsteht durch die Bewegungen der kolloidalen Silberpartikel im so genannten kollektiven magnetischen Feld der Pflanze.

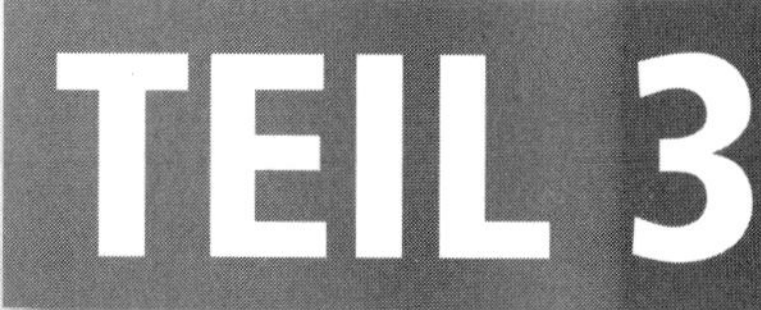

Anleitung zur Herstellung

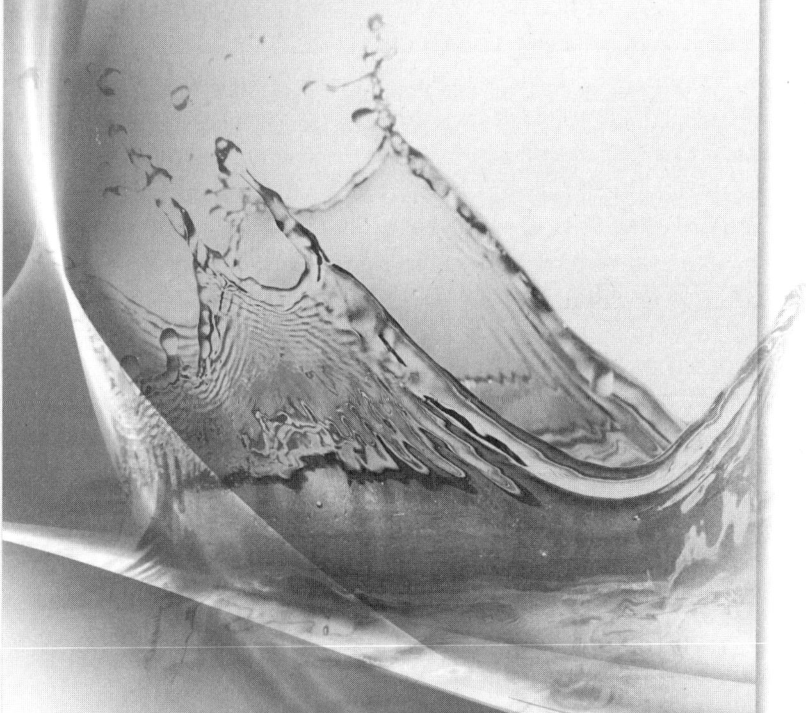

Dr. Robert C. Beck und sein Wirken

Dr. Robert C. Beck, einer der Nestoren der Silbermedizin, richtet im dritten seiner »Beck-Protokolle« der ganzheitlichen Alternativmedizin folgende Aufforderung an die Anwender seiner Therapie:

»Make your own ionic/colloidal silver.«

Mit der Erfindung seines »Silbergenerators« schuf Dr. Beck nach seiner festen Überzeugung eine moderne, umfassende und seit vielen Jahrtausenden bekannte und angewendete Therapiemethode zur Behandlung von vielfältigen Krankheiten: die Silbertherapie mit (kolloidalem) Silberwasser.

Der biomedizinische Forscher und anerkannte Erfinder von energetischen elektromedizinischen Geräten gab den Anstoß zur Erfindung des »Elektroencephalographen«, des EEG-Geräts, und entwickelte ein Gerät gegen Ängste, Depressionen und Schlaflosigkeit, das er bereits 1983 als »Brain Tuner« auf den Markt brachte.

Er hatte also bereits einige funktionierende elektromedizinische Therapiegeräte entwickelt und anwenden lassen, als er 1992 seinen Silbergenerator *(Colloidal Silver Maker, CSM)*, 1994 seinen Blutzapper *(Blood Cleaner, BC/Blood Zapper;* Tarnbezeichnung: *Plant Growth Stimulator, PGS)*, 1995 seinen Magnetpulser *(Magnetic Pulse Generator, MPG/Magnet Pulser)* und 1996 den »Ozongenerator« konstruierte und anwendete.

Doch Dr. Beck wollte nicht nur einzelne Therapiegeräte bauen; ihm schwebte auch die Einbeziehung von althergebrachten medizinischen Methoden vor, die er in sein elektromedizinisches Gesamtkonzept, die »Beck-Protokolle«, integrieren wollte, und so stieß er bei seinen Recherchen auf die heilende Kraft des Silbers und insbesondere des »kolloidalen Silbers«. Er prägte den Begriff vom »Zweiten Immunsystem« für das kolloidale Silber und dessen Wirkung auf die körperlichen Vorgänge im Menschen; auch schien ihm die »Silbertherapie« mit kolloidalem Silber für alle erkrankten Menschen besser geeignet zu sein als teure schulmedizinische Medikationen, denn fünf Liter Silberwasser kosteten in der Eigenherstellung nur einige Cent.

Der Silbergenerator nach Dr. Beck

Dr. Beck vertrat die Auffassung, dass kolloidales Silber die elektromagnetischen Eigenschaften des menschlichen Körpers positiv beeinflusst und gestörte elektrospezifische Potenziale regeneriert; er ignorierte anscheinend warnende Hinweise auf mögliche Schwermetallvergiftungen bei den Anwendern.

Es hat weiter den Anschein, dass Dr. Beck einen ursächlichen Zusammenhang zwischen niedrigen Silberanteilen und auftretenden Krankheiten und körperlichen Beschwerden nicht ausschloss. Das brachte ihn zu der Erkenntnis, dass beim Absinken des körperimmanenten Silberanteils von etwa 0,001 Prozent eine Fehlfunktion, eine Beeinträchtigung, des körpereigenen Immunsystems eintreten müsse.

Wie kam Dr. Beck überhaupt auf die Idee, einen »Silbergenerator« zu erfinden? Seine Version ist folgende: Er sei eines Tages nach unruhigem Schlaf erwacht und habe über eine Frage nachgegrübelt, die ihn nicht mehr losließ: »Wie kann ich kolloidales Silber preisgünstig und einfach zu Hause herstellen und damit die teuren Antibiotika ersetzen?«

Er fand heraus, dass im Handel pures Silber mit einem Reinheitsgehalt von 99,99 Prozent in Form von dünnen, handlichen Silberstangen angeboten wurde, das als Basismaterial für die Herstellung von ionischem/kolloidalem Silber verwendet werden konnte.

Dr. Beck entwickelte ein kleines Gerät, das von drei neun-Volt-Batterien mit Strom versorgt wurde; mit diesem Gerät wollte Dr. Beck seinen Kunden ermöglichen, kolloidales Silber herzustellen.

Wenn er einen bestimmten Strom durch destilliertes Wasser sandte, in dem sich kleine Silberstangen befanden, sonderten diese Silberstangen ein fast reines Silber ab, frei von jeglichen Rückständen.

Ionisches oder kolloidales Silber sondert auf elektrolytischem Wege winzige Partikel von Silber ab; Dr. Beck fand heraus, dass eine Konzentration von drei bis sechs ppm von ionisiertem oder kolloidalem Silber die beste Wirkung auf den menschlichen Organismus hatte.

Dr. Beck baute einen Prototypen seines *Silver Maker*, des Silbergenerators, um die Wirkung zunächst an sich selbst und dann an seinen Bekannten in einem Großversuch auszuprobieren.

Auf der Grundlage sämtlicher Ergebnisse der von ihm durchgeführten Versuche und Experimente entwickelte er »das synergetische, elektromedizinisch und biologisch fundierte Beck-Therapieverfahren«, das nach seiner felsenfesten Überzeugung pathogene Erreger im menschlichen Organismus neutralisieren und deaktivieren konnte.

Die »Beck-Protokolle«

Als die vier Säulen seines biomedizinischen Ganzheitskonzepts nannte Dr. Beck:

- die nicht-invasive Blutelektrifizierung,
- die magnetische Impulsbehandlung,
- Eigenherstellung und Anwendung von kolloidalem Silberwasser,
- Eigenherstellung und Anwendung von ozonisiertem Wasser.

Mit der Methode 1, der Blutelektrifizierung, therapierte Dr. Beck in seinen Experimenten das Blutsystem seiner Anwender.

Mit der Methode 2, der Magnet-Impuls-Therapie, behandelte Dr. Beck in seinen Experimenten die tiefer liegenden Körperareale (Gewebe, Organe), allen voran das Lymphsystem.

Mit der Methode 3, der Einnahme von kolloidalem Silberwasser, tötete Dr. Beck in den Experimenten die pathogenen Keime ab und schwemmte sie aus dem Körper aus.

Dann erfand Dr. Beck ein kleines Gerät, mit dem die Anwender ozonisiertes Wasser selbst herstellen und innerlich anwenden konnten. Die Methode 4, so fand Dr. Beck in seinen Experimenten heraus, vermehrte durch das ozonisierte Wasser den Sauerstoffgehalt des Blutes und schwemmte – nach der Behandlung mit kolloidalem Silberwasser – die pathogenen Keime aus dem menschlichen Organismus aus.

Dr. Beck präsentierte der Öffentlichkeit in den 1990er-Jahren die vier Säulen seines ganzheitlichen Therapiekonzepts, das er »Beck-Protokolle« nannte und weltweit verbreitete.

Das dritte der vier Beck-Protokolle beschäftigt sich mit dem Einsatz von kolloidalem Silber und nicht zuletzt mit der Eigenherstellung dieser Substanz durch den Anwender; das führte zu der Entwicklung eines Gerätes, das Dr. Beck den *Silver Maker* nannte. Von der Anwendung der Säule 3 des Beck-Protokolls: »Das kolloidale Silberwasser«, handelt dieses Handbuch unter anderem.

Dr. Becks Kampf um sein Therapiekonzept

Dr. Beck behauptete in seinen Vorträgen und Schriften, die Pharmaindustrie, die Ärztelobby und die Medizinalbürokraten hätten weltweit alle Versuche unternommen, preiswerte und dennoch wirksame »Volksmedikamente« und »Volkstherapien« zu verunglimpfen und zu unterdrücken. Das sei – so Dr. Beck in seinen mündlichen und schriftlichen Ausführungen – das Ergebnis einer weltweiten Verschwörungsstruktur, aus der Angst der so genannten Großen Drei (*FDA, AMA,* Arzneikartell) vor Umsatz-, Gewinn- und Machtverlust entstanden, denn die von Dr. Beck entwickelte ganzheitliche Methode, die »Beck-Protokolle«, sei ein Umsatz- und Gewinnkiller par excellence.

Dr. Beck hatte – das ist einschlägig bekannt – Zeit seines Lebens Schwierigkeiten mit den amerikanischen Aufsichtsbehörden, die durch die *FDA,* die *Food and Drug Administration,* vertreten wurden. Aus Angst vor den Sanktionen durch die *FDA* musste Dr. Beck schon für seinen *Blood Electrifier,* den Blutzapper, die Tarnbezeichnung »*Plant Growth Stimulator*« verwenden, um dieses Gerät überhaupt anbieten und verkaufen zu können.

Die gleichen Repressalien befürchtete er, als er seinen *Silver Maker,* den Silbergenerator, erfand; aus diesem Grund nannte er das mit diesem universellen Gerät produzierte kolloidale Silberwasser schlicht »Experimentierwasser« und umging damit eine Anordnung der *FDA,* die kolloidales Silberwasser als zulassungspflichtiges Arzneimittel einstufte (ähnlich wie es in Deutschland aufgrund des Arzneimittelgesetzes, AMG der Fall ist).

Die *FDA* wies auf die typischen Grauverfärbungen der Haut hin, die bei Anwendern von Silberpräparaten immer wieder beobachtet wurden; diese schiefergraufarbene Hautverfärbung wurde als »Argyrie« bezeichnet. Weiterhin hatte die *FDA* Bedenken bei der Langzeitanwendung von Silber in höheren Dosen, weil die Gefahr bestehe, dass sich das kolloidale Silber nicht nur in der Haut, sondern auch in den inneren Organen und in den Augen ablagere.

Das alles war Dr. Beck natürlich bekannt, denn er war ein bemerkenswert guter Rechercheur, der in der Lage war, fast alle, auch die angeblich unzugänglichen Informationsquellen auszuschöpfen. Und natürlich war ihm auch die betreffende Stellungnahme der *FDA* aus dem Jahre 1938 bekannt, in der diese ausdrücklich oral genossene Silberpräparate als »nicht sicher« (»not safe«) bezeichnete und auf die zum Teil erheblichen Nebenwirkungen hinwies, jedoch nicht ausdrücklich betonte, dass die Warnung dezidiert Silbernitratpräparate und nicht das kolloidale Silber betraf.

Was sind Kolloide?

Nochmals zur Erinnerung: Die Forschungen von Dr. Robert C. Beck beruhten auf der Lehre von den Kolloiden. Wissenschaftlich spricht man von einem kolloidalen System, wenn drei Bedingungen erfüllt sind:

- Es müssen unterschiedliche Bestandteile vorliegen, beim kolloidalen Silberwasser also Silber und destilliertes Wasser.
- Die Bestandteile müssen unterschiedlichen Aggregatzuständen angehören, zum Beispiel flüssig/fest oder gasförmig/flüssig.
- die Partikel dürfen nicht löslich sein.

Kolloidpartikel sind die kleinsten Teilchen, in die Materie zerlegt werden kann, ohne die individuellen Eigenschaften zu verlieren. Die letzte Stufe der Verkleinerung wäre das Atom selbst! Kolloide spielen in der Natur eine sehr große Rolle – ohne sie gäbe es kein Leben!

Alle Lebensvorgänge in einer Zelle, dem kleinsten Baustein der Lebewesen, basieren auf kolloidalen Zustandsformen. Kolloide sind gelöste Stoffe, die so fein verteilt sind, dass sie sich nicht absetzen oder im Gewebe ablagern, sondern in der Schwebe bleiben und den Zellen rasch und wirksam zur Verfügung stehen.

Da wichtige Körperflüssigkeiten wie Blut und Lymphe selbst Kolloide sind, ergeben sich vielfältige Anwendungsmöglichkeiten. Ein Absterben pathogener Mikroorganismen, die gegen Antibiotika bereits immun waren, ist nach der Verabreichung von kolloidalem Silber in In-vitro-Experimenten regelmäßig beobachtet worden.

Medizinische Beobachtungen ergaben, dass ein Absinken von Silber unter 0,001 Prozent des Körpergewichts Fehlfunktionen des Immunsystems hervorrufen kann. Silber scheint demnach eng mit den grundlegendsten Lebensprozessen verbunden zu sein.

Warum haben die wenigsten bis heute etwas über kolloidales Silber gehört? Die Verfechter der weltweiten Verschwörungstheorie sind auch in diesem Bereich schnell mit einer Verurteilung der Pharmaindustrie parat. Es werden jedoch, wie so oft, vielfältige (auch finanzielle) Beweggründe dazu beigetragen haben, das kolloidale Silber aus der Medizin zu verdrängen, um es durch die Breitbandantibiotika zu ersetzen; ein Prozess, der sich heute angesichts der steigenden Resistenz der Mikroorganismen wieder umkehrt.

Die Eigenherstellung von kolloidalem Silberwasser

Die Hersteller von Silbergeneratoren legen die Silberstäbe im Allgemeinen dem Silbergenerator bei; diese mitgelieferten Silberstäbe werden in der Regel in Buchsen auf der betreffenden Seite des Geräts eingesteckt. Bei der Benutzung von Gleichstromgeneratoren sollte bei beiden Silberstäben eine Einkerbung oberhalb der Stäbe gemacht werden, um sie immer mit der gleichen Seite in das destillierte Wasser zu stecken.

Das Gerät einschalten und gemäß der Anleitung die Zeiten beachten. Einige Geräte schalten sich selbstständig aus. Nach dem Verbinden mit der Stromquelle sollte, wenn möglich, die direkte Berührung der beiden Elektroden speziell mit feuchten Fingern vermieden werden. Es besteht die Gefahr eines Stromschlags.

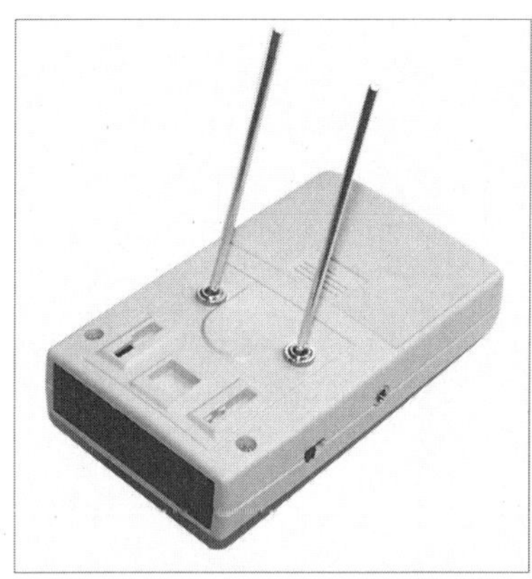

Elektroden werden häufig direkt in das Gerät gesteckt.

Vermeiden Sie hier den so genannten Zungentest, um zu testen, ob genügend Spannung vorhanden ist. Ihre Zunge wird es Ihnen danken!

Handelsübliche Generatoren können in der Regel die Menge von ca. 200 bis 500 Millilitern ionisch-kolloidalem Silber in einem Durchgang erzeugen. Das zu verwendende destillierte Wasser sollte nicht kalt aus dem Kühlschrank oder der Vorratskammer kommen, sondern Zimmertemperatur haben.

Die Elektroden sollten sich mindestens zu drei Vierteln im Wasser befinden. Die Kolloidherstellung möglichst etwas abgedunkelt, zumindest ohne direkte Sonneneinstrahlung durchführen. Für die Herstellung keine Gefäße aus Aluminium, Stahl oder Plastik benutzen.

Achten Sie bei erwärmtem Wasser darauf, dass die Temperatur nicht über 40 Grad Celsius ist, damit kein Wasserdampf aufsteigt und sich als Kondenswasser auf dem Gerät niederschlägt.

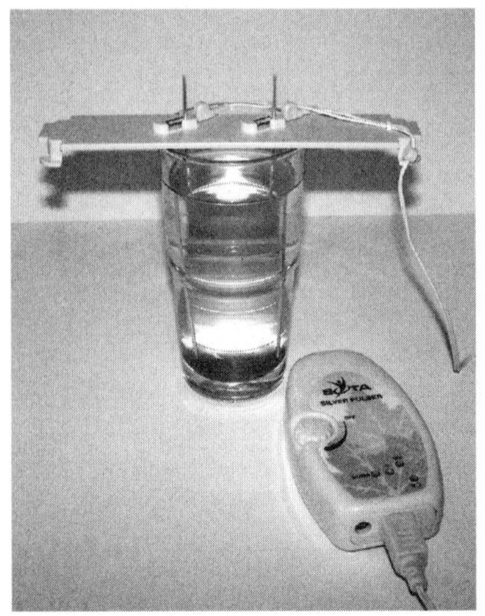

Bei Geräten, die getrennt von den Silberstäben betrieben werden (in diesem Fall werden die Silberelektroden mittels einer Haltevorrichtung am Glas befestigt), kann das Wasser auch bis knapp 85 Grad Celsius erhitzt werden (dann aber bitte nur noch feuerfeste Behälter benutzen!).

(Getrennte Einheit)

Während der Herstellung legt sich nach einiger Zeit eine leichte Oxidschicht auf eine Silberelektrode (Minuspol oder Kathode), während sich auf der anderen Elektrode (Pluspol oder Anode) kleine Luftbläschen (Wasserstoffgas) bilden.

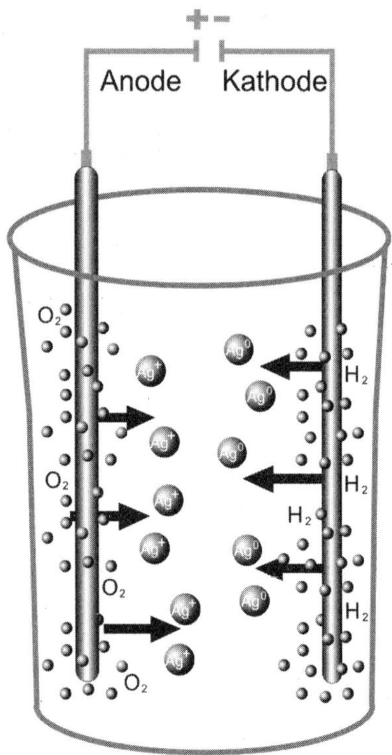

Das sind normale Vorgänge und typische Phänomene der Gleichstromgeneratoren. In diesem Fall niemals auf chemische Reinigungsmittel zurückgreifen oder gar Silberpolitur nehmen, lieber zwischendurch und anschließend die Elektroden mit einem Küchentuch abwischen.

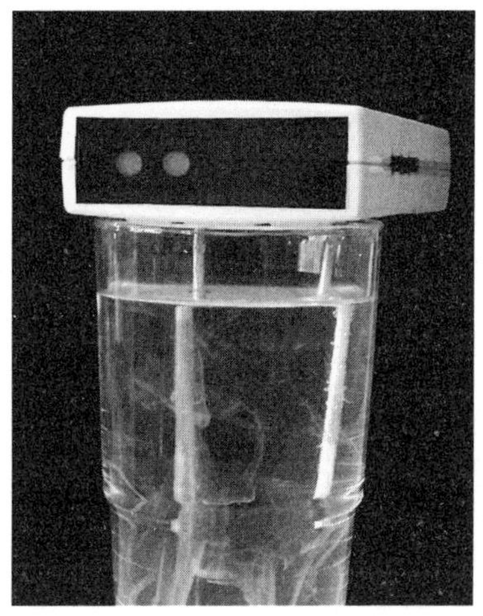

Hier sieht man eindrucksvoll die Verwendung von Leitungswasser: Es bilden sich trübe Fäden auf der Kathode (links) und diese sacken langsam zu Boden. Sobald also Mineralstoffe in hoher Konzentration im Wasser enthalten sind, besteht die Gefahr der Entstehung von Silbersalz. Bei häufiger Einnahme dieses »fehlerhaft hergestellten« Silberwassers besteht die Gefahr einer Argyrie (Blaugrauverfärbung der Haut und der inneren Organe).

Silberkonzentrationen werden allgemein in *parts per million* (ppm) angegeben. Beispiel: fünf ppm sind fünf Silberteile auf eine Million Wasserteile oder fünf mg Silber auf ein Liter Flüssigkeit. Näheres dazu siehe Seite 112.

Ist in einer Notsituation kein destilliertes Wasser aufzutreiben, zum Beispiel bei einem Unfall, im Urlaub, beim Camping oder am Wochenende, und Sie müssen kurzzeitig auf Mineralwasser zurückgreifen, dann suchen Sie ein Wasser aus, bei dem ein möglichst geringer Natriumwert auf der Flasche ausgewiesen ist.

Warnung: Trinken sollten Sie dieses mit Mineralwasser hergestellte kolloidale Silberwasser nicht! Für die Benetzung von Umschlägen, bei Hautausschlägen, Neurodermitis, Wunden oder Insektenstichen, kann dieses Wasser kurzzeitig herangezogen werden. Auch Blumen können bei Pilzbefall mit Lösungen aus Mineralwasser und kolloidalem Silber behandelt werden.

Verwenden Sie ansonsten grundsätzlich destilliertes Wasser. Mehr zu diesem Thema siehe Seite 124.

Das fertige Silberwasser circa eine Stunde stehen lassen, damit sich die Elektrolyse »beruhigen« kann. In dieser Zeit verringert sich der Anteil an Silberionen und es bilden sich die Kolloide zur endgültigen Form aus.

Die so genannte Kirlianfotografie zum Beispiel – sie wurde von dem sowjetischen Ehepaar Semjon und Valentina Kirlian in den 1940er-

Jahren entwickelt – zeigt bei frischem Silberwasser die größte Leuchterscheinung (Energie). Mit der Zeit nimmt diese Entladungsenergie wieder ab.

- Eine baldige Verwendung der zubereiteten Lösung ist daher ratsam und garantiert somit eine hoch energetische elektrische Leitfähigkeit.
- Silberwasser sollte in lichtgeschützten, vorzugsweise violetten Glasflaschen abgefüllt und an einem kühlen Ort aufbewahrt werden. Allerdings sollte man die Fläschchen nicht in den Kühlschrank stellen, da das Silber auf die elektromagnetischen Felder im Kühlschrank reagiert. Die Aufbewahrung sollte somit grundsätzlich fern von elektrischen Geräten erfolgen. Bitte zur Aufbewahrung auch keine Gefäße aus Aluminium, Stahl oder Plastik benutzen!

TIPP:

Die dunkle Oxidschicht auf den Silberelektroden sollte in bestimmten Zeitintervallen mit einem sauberen, feuchten Küchentuch gründlich, aber vorsichtig abgewischt werden. Auf keinen Fall chemische Reinigungsmittel oder Silberputzmittel benutzen!

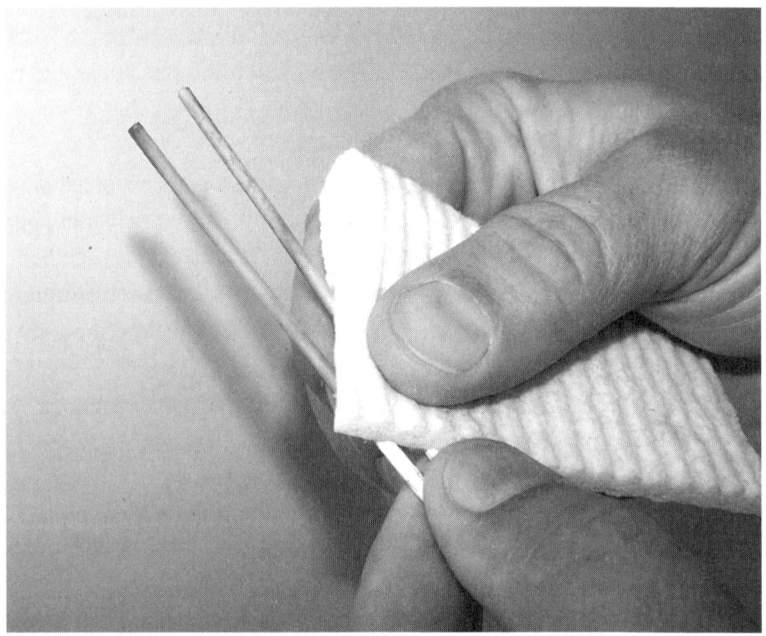

Die Qualitätsprüfung

»Wer misst, misst Mist.« Dieser Spruch trifft auf die häufig in den angewandten Wissenschaften zu beobachtende sinnlose Ablesegenauigkeit zu, die als Messgenauigkeit missverstanden wird; diese wird dann ergänzt durch eine Verrechnung mit vielen sinnlosen Stellen hinter dem Komma und schließlich werden diese sogar noch in Tabellen veröffentlicht. Um aber ein gewisses Verständnis für Messungen zu erhalten, kommt man um Zahlen und Fakten nicht herum.

Die Messung von elektrischen Werten

Beim Messen von elektrischen Werten gibt es Störungen, die die Genauigkeit beeinflussen und somit das Resultat verfälschen oder wertlos machen können; die Faktoren »Wasserqualität« und »Sauberkeit« bei der Herstellung von Silberwasser stellen hier ein Problem dar.

Die Messgeräte, die das Messergebnis in ppm (mg/l) anzeigen, ermöglichen direkt das Ablesen der gelösten Feststoffe. Die elektrische Leitfähigkeit, die über die Stromstärke gemessen wird, wird durch die Wanderungsgeschwindigkeit der Ionen bestimmt. Unter dem Einfluss eines elektrischen Feldes wandern Kationen (K+) mit positiver Überschussladung zu einer negativen Elektrode und Anionen (A-) mit einer negativen Überschussladung zu einer positiven Elektrode.

Die elektrische Leitfähigkeit einer Lösung

Die elektrische Leitfähigkeit *(Electric Conductivity; EC)* einer Lösung ist definiert als die Fähigkeit der Lösung, einen elektrischen Strom zu transportieren; per Definition ist die Leitfähigkeit auch die Umkehrfunktion des Widerstandes. Die elektrische Leitfähigkeit wird in Siemens pro Zentimeter (S/cm) gemessen, die gängigsten Messgrößen sind mikroSiemens (µS/cm = S × 10^{-6}) und milliSiemens (mS/cm = S × 10^{-3}).

In wässrigen Lösungen verhält sich die Leitfähigkeit direkt proportional zur Konzentration gelöster Feststoffe (*Total Dissolved Solids, TDS;* Salze); je mehr Salze in einem Medium in gelöster Form vorliegen, desto höher ist die Leitfähigkeit. Eine gute Annäherung zum Verhältnis elektrische Leitfähigkeit zu gelösten Feststoffen *(TDS)* ist folgende Gleichung:

2µS/cm = 1 ppm (mg/l), wobei 1 ppm = 1 mg/l die Messeinheit für *TDS* ist.

ppm

Der englische Ausdruck *»parts per million«* (ppm), zu Deutsch: Teile pro Million, steht für einen in Millionstel Teilen ausgedrückten Zahlenwert, wie »Prozent« für Hundertstel steht, und wird in der Physik, Chemie, Pharmazie und in den Umweltwissenschaften verwendet. Die *IEC (International Electrotechnical Commission)* empfahl jedoch 1978, die Bezeichnung »ppm« zu vermeiden, damit sollte der Gefahr von Missdeutungen bei den analog gebildeten Begriffen »ppb« (Billion) und »ppt« (Trillion) vorgebeugt werden; denn »Billion« und »Trillion« bedeuten im englischen und amerikanischen Sprachgebrauch jeweils andere Zahlenwerte als zum Beispiel in Deutschland, wo die Ausdrücke »Milliarde« und »Billion« verwendet werden.

Es gibt keine DIN-Norm, in der die Bedeutung von »ppm« festgelegt ist. Die internationale Norm ISO 31-0 »Quantities and units – Part 0: General principles« aus dem Jahre 1992 empfiehlt, dass Abkürzungen wie »ppm«, »pphm« und »ppb« nicht benutzt werden sollten.

Nichtsdestotrotz hat sich die Bezeichnung »ppm« bei den Herstellern von Silbergeneratoren und Anwendern von Silberwasser eingebürgert und sollte daher weiterhin berücksichtigt werden.

Temperaturabhängigkeit und -kompensation

Die Leitfähigkeit eines Elektrolyten ist stark temperaturabhängig, da auch die Beweglichkeit der Ionen und die Anzahl der dissoziierten Moleküle temperaturabhängig ist. Um Messwerte zu vergleichen, müssen sie auf eine festgelegte Temperatur umgerechnet werden. Die Referenztemperatur beträgt heute üblicherweise 25 Grad Celsius (77 Grad Fahrenheit), manchmal auch 20 Grad Celsius. Zur Angabe der Leitfähigkeit gehört grundsätzlich die Angabe der Temperatur.

Die Temperaturabhängigkeit der Leitfähigkeit hängt von Art und Menge des gelösten Stoffes ab und liegt zwischen einem Prozent und fünf Prozent pro Grad Celsius. Das heißt pro einem Grad Celsius mehr nimmt die Leitfähigkeit des Mediums um ein bis fünf Prozent zu bzw. bei einem Grad weniger nimmt sie entsprechend ab. Um dieses

Problem zu umgehen, besitzt das TDS-Meter eine automatische Temperaturkompensation.

TDS-Meter

Das TDS-Messgerät wird bei 90 ppm kalibriert. Dieser Wert ist für die Bestimmung der Wasserqualität und zur Überprüfung des Silberwassers verwendbar. Wichtig ist zu wissen, bei welchem Wert kalibriert wurde, um Messfehler zu vermeiden. TDS-Messinstrumente sind genauer, wenn sie »auf Niveau« kalibriert werden und sich so nahe wie möglich an der zu überprüfenden Probe befinden. Wenn Sie also ein Gerät benutzen, das bei noch höherem Wert kalibriert wurde, ist es ratsam, das Messinstrument für diese spezifische Anwendung nachzueichen.

Man kann mit einem TDS-Meter nicht die Anzahl der im Wasser befindlichen Kolloide (Kolloidteilchen) messen; das hängt mit der Brownschen Molekularbewegung zusammen, die besagt, dass sich die Kolloide gegenseitig abstoßen und somit keinen elektrischen »Leiter« bilden können. Sie berühren sich nicht und können daher nicht leiten.

Was in der Lösung gemessen wird, ist der elektrische Widerstand, hervorgerufen vorwiegend durch die Silberionen; sie bilden sich zwangsläufig bei dem elektrolytischen Verfahren und sind die Grundlage für die Kolloide. Sie stellen langsam eine Leitfähigkeit im destillierten Wasser her, indem sie den Widerstand im Wasser verringern. Aus verschiedenen Gründen ist dieser Wert nicht ganz exakt.

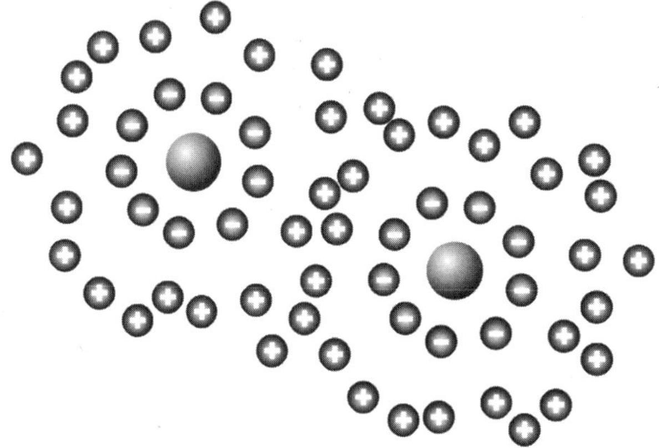

Einige Hersteller von Silbergeneratoren benutzen einen Umwandlungsfaktor (x) von 1,2 bis 1,3, um mit einem TDS-Meter den ionischen Anteil des Silberwassers dennoch zu definieren:

Abschließender Messwert – Wasser-Messwert x Umwandlungsfaktor (x) = ppm Silberwasser.

Beispiel: Das verwendete Wasser hat einen Anfangswert von einem ppm. Wir tragen diesen Wert in unser Aufzeichnungsbuch ein. Nach der Herstellung beträgt der Messwert 17 ppm.

17 ppm – 1 ppm = 16 ppm × 1,3 (x) = 20,8 ppm Silberwasser.

Diesem Wert, der nur eine spekulative Annäherung darstellt, kann in der Praxis leider keine ernst zu nehmende Bedeutung beigemessen werden. Wir haben versucht, das nachzuprüfen, und sind zu folgendem Ergebnis gekommen: Damit wir diesen Faktor (x) für unser Testgerät überprüfen konnten, haben wir einige Laboranalysen von unserem Silberwasser erstellt, den gelösten Inhalt dieser Proben analysieren lassen und mit den Messwerten des TDS-Messinstruments verglichen. Es scheint jedoch keine exakte Möglichkeit zu geben, den Anteil des Silberwassers herauszufinden, der sich im Bereich der Atome und der Ionen befindet.

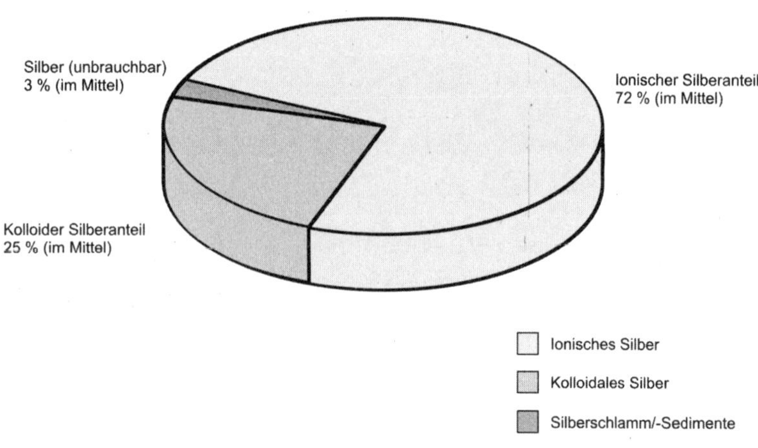

Ein marktüblicher Silbergenerator produziert ca. 75 bis 78 Prozent Silberionen und zwischen ca. 22 bis 25 Prozent Silberpartikel (kolloidales Silber). Etwa drei Prozent beträgt der Anteil an unbrauchbaren Silberpartikeln und Anodenschlamm.

Testparameter:
Gerät: Silbergenerator 36 V
Wasser: Aqua destillata

Ergebnis mit 200 ml Aqua destillata

Zeitkurve Min.	Menge	Ionischer Anteil (ppm)	Kolloidaler Anteil (ppm)	Wasser-temperatur °C
06	200 ml	3,6	1,3	23
21	200 ml	18	6,3	23
42	200 ml	36	12,5	23

Tabelle 2.0

Ergebnis mit 400 ml Aqua destillata

Zeitkurve Min.	Menge	Ionischer Anteil (ppm)	Kolloidaler Anteil (ppm)	Wasser-temperatur °C
10	400 ml	3,6	1,3	23
39	400 ml	18	6,3	23
75	400 ml	36	12,5	23

Tabelle 2.1

(Das Verhältnis Ionen zu Kolloiden des gelösten Silbers wurde rechnerisch ermittelt.)

Wir haben im Zuge unserer Recherchen weitere Generatoren getestet und sind zu dem überraschenden Ergebnis gekommen, dass der ionische Silberanteil (der ja ein zwingendes »Ursprungsprodukt« für die Bildung der Kolloide darstellt) in nahezu allen Proben der getesteten Generatoren bei ca. 75 Prozent bis 90 Prozent liegt. Die Leistung einiger Generatoren, speziell derjenigen mit elektrischen Spannungen im Bereich von 33 Volt bis 40 Volt, haben sich in den vergangenen Jahren wesentlich zugunsten der produzierbaren Kolloide verbessert.

Hinweis: Wenn 25 ppm kolloidales Silber in einer therapeutischen Maßnahme angegeben werden, ist das so nicht ganz eindeutig ausgedrückt; gemeint sind sicherlich in diesem Zusammenhang 25 ppm ionisch-kolloidales Silber, wenn es sich um selbst hergestelltes Silberwasser handelt, und/oder 25 ppm reines Silberkolloid, wenn es sich um ein fertig gekauftes Silberkonzentrat handelt.

In der Literatur und bei den Herstellern wird diesbezüglich leider zu wenig differenziert. (Diese Erkenntnis deckt sich mit den Ergebnissen von Warren Jefferson, 2003.)

Bei unserem Testgerät sollen 25 ppm Dispersion in 200 ml Aqua destillata verteilt nach 21 Minuten laut Anleitung produziert werden. Die Toleranz wird mit +/– zehn Prozent angegeben.

Das Labor hat bei der eingeschickten Probe den gelösten Silberanteil insgesamt mit 27,5 ppm Silber angegeben; allerdings ist es schwierig, dabei das exakte Ionen-/Kolloid-Verhältnis zu bestimmen.

Therapeutisch betrachtet ist eine Mixtur aus Ionen und Kolloiden im Silberwasser vorerst kein Indikator dafür, dass einer der beiden Bestandteile schlussendlich wirksamer ist. Es ist wissenschaftlich nicht ausreichend geklärt, wie die physikalische Größe des Silbers beschaffen sein sollte, um die beste Wirkung *im* Körper zu entfalten.

Wenn einige Hersteller und Vertreiber ihr eigenes Silberwässerchen lobend hervorheben, indem sie diesen ionischen Teil ironischerweise »Ionenbrühe« oder »Ionen-Junk« nennen, so sind diese Aussagen äußerst fragwürdig. Die Erkenntnisse über dieses in Clustergröße von fünf bis 15 Atomen bzw. in Ionen gelöste Silber im kolloidalen Silberwasser verdichten sich zum Positiven und es scheint – so die mittlerweile vorherrschende Meinung –, dass gerade der aktive Wirkstoff die Silberionen selbst sind.

Siehe diesbezüglich die Dissertation *Bakterizid-Ausrüstung von Kunststoffen mittels Silber- und Silberlegierungs-Nanopartikeln* von

Nikolay Stefanov Plachkov, Saarbrücken 2006, aus der dazu die folgende Beschreibung entnommen wurde:

...Silberionen formen Komplexe mit zahlreichen funktionellen Gruppen der Bakterienzelle, die Schwefel, Sauerstoff und Stickstoff enthalten...

...Sie befinden sich in vielen Zellbestandteilen wie Proteinen, Enzymen und DNS/RNS. Auf diese Weise greift Silber an verschiedenen Orten gleichzeitig an...

Silberionen wirken auf Enzyme: ...Die Zellen von Mikroorganismen beinhalten eine große Anzahl von Funktionsproteinen, die Enzyme. Enzyme üben spezifische Funktionen aus, wie den Transport von Nahrungsstoffen in das Zellinnere, oder aus der Zelle heraus. Silberionen dringen in das Innere der Mikroorganismenzelle und lagern sich an diese Enzyme an. Somit wird ihre Aktivität inhibiert und wichtige Transportfunktionen unterbunden.

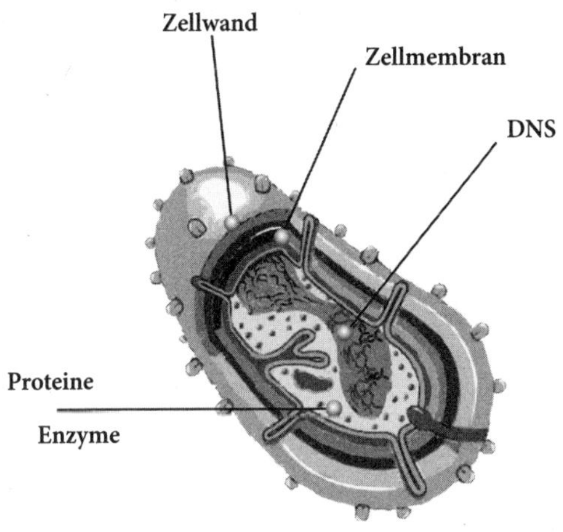

Silberionen üben ihre Wirkung nicht nur auf Funktionsproteine, sondern auch auf Strukturproteine aus. Beide Proteintypen sind an und in der Zellmembran sowie im Zellplasma lokalisiert. Die Silberionen beeinträchtigen die Strukturfestigkeit der Mikroorganismenzelle. Das führt zum Verlust von essenziellen Zellbestandteilen. Die Bakterienzellwand bildet eine Schutzschicht um die Zellmembran. Silberionen rufen Veränderungen auf der Molekülstrukturebene hervor, die deren lebenswichtige Widerstandsfähigkeit beeinträchtigt...

Auch die Zellteilung und Vermehrung wird durch Bildung von Komplexen mit DNS/RNS der Bakterienzelle gestört.

Resistenzen: Es gibt zwar Resistenzen; aufgrund der vielfachen Ansätze der Einwirkung von Silberionen auf die Bakterienzellen wird das Risiko der Resistenzentwicklung allerdings auf ein Minimum reduziert. Die seltenen Resistenzfälle, die überhaupt bekannt wurden, entwickelten sich nicht nach dem gleichen Prinzip wie bei den synthetisch hergestellten Antibiotika. Es wurden daher bisher keine klinisch relevanten Resistenzfälle von ionisch-kolloidalem Silber registriert.

Aerobe Bakterien, grampositiv	Aerobe Bakterien, gramnegativ	Anaerobe Bakterien, grampositiv	Anaerobe Bakterien, gramnegativ	Pilze	Resistente Bakterien
Staphylococcus aureus, Streptococcus pyogenes	Escherichia coli, Pseudomonas aeruginosa	Clostridium perfringens	Bacteroides fragilis	Candida albicans	Multiresistenter Staphylococcus aureus (MRSA), vancomycin-resistenter Enterococcus (VRE) faecium/faecalis/gallinarum

Die bereits erwähnte Doktorarbeit des ungarischen Diplomchemikers Nikolay Stefanov Plachkov, *Bakterizid-Ausrüstung von Kunststoffen mittels Silber- und Silberlegierungs-Nanopartikeln*, ist auch bei folgendem Problem hilfreich. Im Grunde geht es darum, Polymere (Kunststoffe) mit bakteriziden Silberionen zu verbinden, um die Übertragung von Bakterien und Viren einzudämmen. Da das 20. Jahrhundert mit Recht als das Jahrhundert der Kunststoffe angesehen werden kann und Polymere zu einem unersetzlichen Bestandteil der modernen Gesellschaft geworden sind, brachten diese leider auch Probleme mit sich. Es stellte sich nämlich heraus, dass einige der Polymere negative Eigenschaften hatten. Die Polymeroberfläche zieht stark verschiedene Bakterien und Viren an, die pathogen auf Menschen wirken können. Untersuchungen der Universität von Arizona wiesen pathogene Bakterien auf Telefonen, Kugelschreibern und Armlehnen nach. Ein beliebter Sammelplatz von Mikroorganismen sind auch Chipkarten. So wiesen Untersuchungen des Klinikums Erfurt auf Chipkarten eine im

Vergleich zu Geldscheinen doppelt so hohe Konzentration von humanpathogenen Keimen nach. Deshalb kann davon ausgegangen werden, dass zum Beispiel mit der Weitergabe von Krankenversicherten- oder Telefonkarten vielfältige Erkrankungen übertragen werden können.

Nikolay Plachkov hat sich daher im Rahmen seiner Arbeiten für Silber als bakteriziden Zusatzstoff entschieden. Eine Zusammenfassung der Ergebnisse der bakteriziden Tests von einer Probe mit 0,02 Gew.-Prozent Silber im gesamten Polymer an verschiedenen Mikroorganismen ist in der folgenden Tabelle dargestellt:

Mikroorganismen	Bakterium/Hefe	Antimikrobielle Wirkung*
Escherichia coli	B	+
Klebsiella planticola	B	–
Corynebacterium glutamicum	B	+
Staphylococcus carnosus	B	+
Bacillus megaterium	B	+
Yarrowia lipolytica	H	–
Saccharomyces cerevisiae	H	–
Schizosaccharomyces pombe	H	+

** Zusammenfassung der Bakterizidtestung:*
(+) entspricht 100 Prozent Abtötungsrate
(–) einige Bakterien konnten überleben

Diese Testergebnisse (in vitro) zeigen eindrucksvoll, wie Silber bei der Bekämpfung von Mikroorganismen eingesetzt werden kann. Durch unterschiedliche Testorganismen sollte eine fundierte Abschätzung nicht nur der bakteriziden, sondern auch der fungiziden Wirkung der Materialien erreicht werden, welche beide Bestandteile des antiinfektiven Verhaltens sind.

Es wurden Proben mit unterschiedlichen Silberkonzentrationen getestet, um eine maximale bakterizide Wirkung bei möglichst niedrigster Silberkonzentration zu erreichen. Die kleinste Konzentration, die im gesamten Polymer gefunden wurde, betrug nur 0,02 Gew.-Prozent Silber, bei der die Sterberate aber immer noch bei 100 Prozent lag.

Das Testverfahren wurde nach der Vorschrift ASTM E 2180-01 durchgeführt.

Zumindest in diesen Punkten sollten sich die Befürworter und die Gegner der »Silbermedizin« mittlerweile einig sein: Silber wirkt, wie oben beschrieben; doch angesichts der leider immer noch lückenhaften Datenlage, wie genau sich dieser Komplex im menschlichen Körper verhält, besteht sicherlich zur Verbesserung der Bewertungslage weiterer Forschungsbedarf.

Silberwasseranalysen im Labor

Wie bereits gezeigt, ist die exakte Bestimmung der vorhandenen Menge an gelöstem Silber keine leichte Aufgabe. Es gibt noch die Möglichkeit, eine Analyse von gelöstem Silber in den Konzentrationsbereichen mg/l bis µg/l mit der »Optischen Emissionsspektrometrie« *(Inductively Coupled Plasma-Optical Emission Spectrometry,* ICP-OES) durchzuführen. Damit ist es jedoch nicht möglich, kolloidales Silber in der Anzahl seiner Partikel zu bestimmen, sondern es wird nur die Gesamtmenge des im Wasser gelösten Silbers ermittelt.

Weitere Methoden wären, im Wasser gelöstes Silber über Verdampfen nachzuweisen, wobei die Wasserprobe vor und nach der Analyse gewogen wird; oder das Abwiegen der Silberstäbe vor und nach der Kolloidherstellung. Für beide Verfahren werden digitale, vom Hersteller bereits kalibrierte Präzisionswaagen benötigt. Sie sind nicht teuer und werden häufig benutzt, um Gold abzuwiegen. Apotheker verwenden sie, um Medikamente abzuwiegen oder exakte Mischverhältnisse herzustellen.

Auf dem Markt gibt es zurzeit keine Geräte für den durchschnittlichen Anwender, mit denen die Größe von Kolloiden zu messen wäre. Mit einer einfachen Methode können Sie allerdings Silberkolloide »sichtbar«, also nachweisbar machen. Das ist immer sinnvoll, wenn Zweifel an der Wirksamkeit des kolloidalen Silbers bestehen.

Setzen Sie eine Lösung Silberwasser wie vorher beschrieben an; achten Sie darauf, ein durchsichtiges Glas zu verwenden. Nach der Herstellung des Silberwassers das Glas in einen abgedunkelten Raum stellen und ca. 30 Minuten warten, dann mit einem Laserpointer das Glas von der Seite her durchleuchten (Achtung! Nicht in die Augen leuchten!).

Achten Sie darauf, das Silberwasser vorher nicht zu schütteln. Wenn es sich um kolloidales Silber handelt, müsste (hervorgerufen durch die Brownsche Molekularbewegung), ein golden-silbernes Glitzern entlang dem Laserstrahl wahrzunehmen sein, ähnlich einem Sonnenstrahl, der durch eine Spalte scheint und den Staub sichtbar macht.

Befinden sich im nicht geschüttelten Produkt Silberatomgruppen (Silberkolloide) aus eigener Kraft in der Schwebe, so ist das Produkt wirksam.

Einen einfachen Laserpointer erhalten Sie in gut sortierten Elektronikfachgeschäften. Sie werden gerne als Zeigestock bei Präsentationen genutzt. Der auftreffende Laserpunkt ist auf einer Leinwand sehr hell, meist rötlich, zu erkennen.

TIPP:

Bei angelegtem Gleichstrom bildet sich nach Auffassung von Physikern zwischen den beiden Elektroden des Silbergenerators eine Ladungsstrecke, über die Ionen fließen: eine so genannte Ionenstrecke. Dieser Bereich im destillierten Wasser besitzt eine erhöhte Leitfähigkeit.

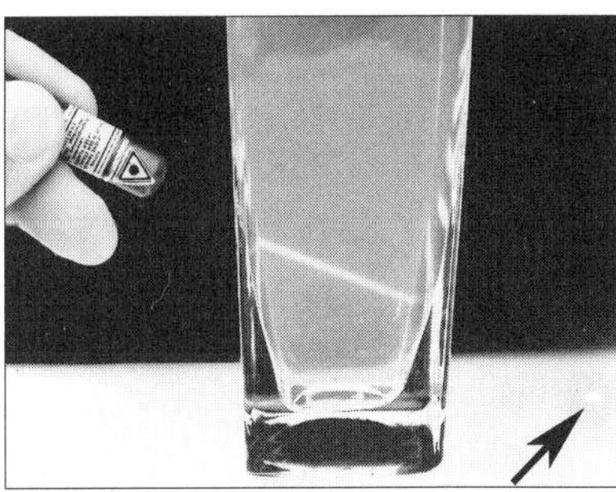

Ein Laserstrahl ist unter normalen Bedingungen nur dort zu sehen, wo er auf ein Hindernis auftritt (siehe Pfeil). Die Ausnahme: der Tyndall-Effekt, *benannt nach seinem Entdecker John Tyndall, der die Steuerung von Licht in kolloiden Lösungen untersucht hat.*

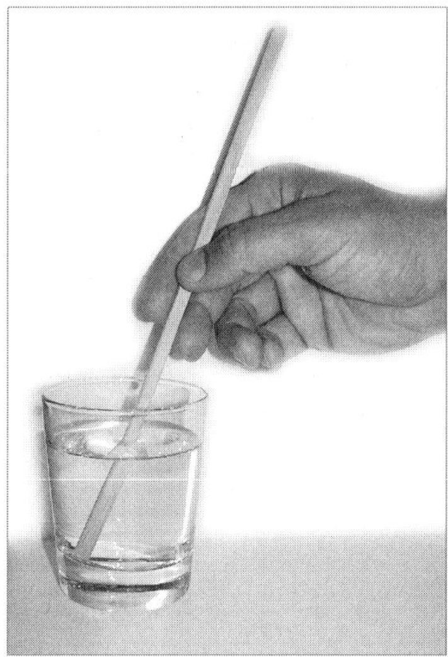

Zur Vermeidung dieser »Ladungsstrecke« oder »Ionenstrecke«, die während der Herstellung entsteht, empfiehlt es sich, zwischendurch das Silberwasser mit einem Holzstab umzurühren.

Umrechnungstabellen I (für ausländische Mengenangaben)

Wer einen Generator aus Amerika oder England bezogen hat, wird sich oftmals geärgert haben, dass die Maßeinheiten des jeweiligen Landes mühsam in das metrische System umgerechnet werden müssen.

Will man wissen, wie viel Silberwasser (in Litern) mit dem Generator hergestellt werden kann, ist die folgende Tabelle eine gute Hilfe zur Umrechnung:

Metrisch			US-Flüssigmaß		Britisches Flüssigmaß	
Liter	cl	ml	Gallon	Fluid-ounce	Gallon	Fluid-ounce
1,0	100	1.000	0,26	33,81	0,22	35,20
0,9	90	900	0,24	30,43	0,20	31,68
0,8	80	800	0,21	27,05	0,18	28,16
0,7	70	700	0,18	23,67	0,15	24,64
0,6	60	600	0,16	20,29	0,13	21,12
0,5	50	500	0,13	16,91	0,11	17,60
0,4	40	400	0,11	13,53	0,09	14,08
0,3	30	300	0,08	10,14	0,07	10,56
0,2	20	200	0,05	6,76	0,04	7,04
0,1	10	100	0,03	3,38	0,02	3,52

Hier nochmals in umgekehrter Form die gängigen Umrechnungswerte des amerikanischen Flüssigmaßes in das metrische System und in das britische Flüssigmaß.

US- Flüssigmaß	Metrisch (gerundet)			Britisches Flüssigmaß
Fluid-ounce	Liter	cl	ml	Fluid-ounce
35	1,00	103,5	1.035,0	36,4
30	0,90	88,7	887,2	31,2
25	0,75	73,9	739,3	26,0

US- Flüssigmaß	Metrisch (gerundet)			Britisches Flüssigmaß
20	0,60	59,1	591,5	20,8
17	0,50	50,28	502,75	17,69
15	0,45	44,4	443,6	15,6
10	0,30	29,6	295,7	10,4
05	0,15	14,8	147,9	5,2

Die Silberelektroden

Silberelektroden nutzen sich im Betrieb der Silberwasserherstellung langsam ab und werden dünner. Je nach Qualität des Wassers, der Konzentration und der Zeitdauer verlieren die Stäbe ca. 0,5 mg bis 20 mg Silber mit jedem Durchgang. So können durchschnittlich 320 Liter mit einem Satz Silberstäben (mit 85 Millimetern Länge und 2.5 Millimeter Durchmesser; auf dem Markt haben sich aber auch 1,5 und vier Millimetern Durchmesser etabliert) hergestellt werden.

Reinheitsgrad und Preis des Silbers

Der Reinheitsgrad des medizinischen Silbers sollte unbedingt 99,99 Prozent (UNS P07010) betragen, beim minderwertigen Industriesilber sind es nur 99,90 Prozent (UNS P07020). Das heißt: Das Industriesilber mit 99,9 Prozent Silber hat zehnmal mehr Schadstoffanteile als das medizinische Silber mit 99,99 Prozent. Sterlingsilber besitzt nur einen Feingehalt von 92,5 Prozent Silber und enthält andere Metalle wie Nickel oder Kupfer, die giftige Substanzen freisetzen.

Bezüglich der Reinheit der Silberelektroden lassen Sie sich immer einen Qualitätsnachweis geben; dieser sollte die Restbestandteile im Silber wie Kupfer, Blei, Palladium, Gold, Wismut, Eisen, Selen und Tellur ausweisen.

Der Preis für Silber erreichte übrigens 2011 mit 48,47 US-Dollar den höchsten Stand seit 1980. Angesichts dieser Preisentwicklung ist es äußerst zweifelhaft, wenn plötzlich Silberelektroden für zehn Euro (Stand 2013) in Onlineshops angeboten werden. Behalten Sie immer den Kurs im Auge, wenn Ihnen ein Angebot zu günstig erscheint.

Umrechnungstabellen II (Längenangaben der Silberstäbe)

Der Vollständigkeit halber sind hier noch die Umrechnungstabellen für die Längenangaben der Silberstäbe aufgeführt. Damit können Sie die Längenangaben angloamerikanischer Hersteller in das in Europa gültige metrische System und umgekehrt umrechnen.

mm	Inches
70	2,76
75	2,95
80	3,15
85	3,35
90	3,54
95	3,74
100	3,94
150	5,91
200	7,87

Tabelle 5

Inches	mm
1	25,4
2	50,8
3	76,2
3,5	88,9
4	101,6
8	203,2
x	x
x	x
x	x

Tabelle 6

Umrechnungstabelle der gängigsten Durchmesser von Silberelektroden:

Ø mm	Ø Inches
1	0,04
1,5	0,06
2	0,08
2,5	0,1
3	0,12
3,5	0,14
4	0,16

Tabelle 7

Destilliertes Wasser

Zur Frage, ob man destilliertes Wasser trinken darf, wurde früher folgende These vertreten: Weil destilliertes Wasser völlig frei von Mineralstoffen ist, versuchen die körpereigenen Zellen die Konzentrationsunterschiede gelöster Teilchen auf beiden Seiten auszugleichen und füllen sich daher bis zum Platzen mit Wasser. Völlig mineralstoff- und salzfreies Wasser gelangt jedoch nicht in die Zellen, denn auch über feste Speisen kommen diese wichtigen Substanzen in den Körper und vermischen sich im Magen.

Inzwischen liest man immer wieder, destilliertes Wasser solle besonders gesund sein. Es sei völlig frei von gerade jenen Stoffen, zum Beispiel Kalzium, die mit den Jahren zu Ablagerungen und der gefürchteten Verkalkung in den Blutgefäßen führen.

Die meisten Mediziner jedoch bestreiten den gesundheitlichen Aspekt des »reinen« Wassers. Die Deutsche Gesellschaft für Ernährung (DGE) meint im Einklang mit zahlreichen anderen Wissenschaftlern: »Die ausschließliche Verwendung von destilliertem Wasser kann bei einer einseitigen Ernährung zu einer Verarmung des Körpers mit Elektrolyten führen.« Besonders bei Fastenkuren bekommt der Körper nicht mehr die lebensnotwendigen Mineralstoffe.

Die Diskussion um destilliertes Wasser ist also offenkundig eine Art Glaubenskrieg, bei dem eine gesunde Skepsis angebracht ist. Die verhältnismäßig geringe Menge von destilliertem Wasser für die Herstellung von kolloidalem Silber ist daher als unbedenklich einzustufen.

Destilliertes Wasser bekommen Sie in der Apotheke. Bezeichnungen dafür sind: »Aqua purificata« (gereinigtes Wasser), »Aqua destillata« (dampfdestilliertes Wasser) oder demineralisiertes, entionisiertes oder entmineralisiertes Wasser.

Leitungswasser versus destilliertes Wasser

Herkömmliches Leitungswasser enthält eine große Anzahl undefinierter Mineralstoffe und Medikamentenrückstände; bei alten Rohrsystemen besteht zudem die Möglichkeit, dass Blei abgesondert wird.

Die Tabelle zeigt die durchschnittliche Belastung im Leitungswasser im Vergleich zu destilliertem Wasser. Die Werte sind statistisch angenähert.

Wert	Leitungswasser	Destilliertes Wasser
Leitfähigkeit Gesamthärte (°dH)	830 µS/cm 28,5	1 pS/cm 0,02
Nitrat	32,8 mg/Ltr.	0,10 mg/l.
Chlor	36,2 mg/Ltr.	0,05 mg/l.
Phosphat	1,1 mg/Ltr.	0,02 mg/l.
Natrium	10,6 mg/Ltr.	0,07 mg/l.
Atrazin	18,5 mg/Ltr.	0,02 mg/l.

Tabelle 8

Somit ist Leitungswasser für die Herstellung von Silberwasser absolut tabu, weil auch die Leitfähigkeit des Wassers viel zu hoch ist. Es kann dadurch zu unerwünschten Silberverbindungen kommen.

TIPP:

Ist der Salzgehalt zu hoch und bilden sich bereits wenige Minuten nach dem Einschalten des Geräts weiße Streifen im Wasser, dann ist dieses Wasser nicht geeignet.

Ebenso können bei der Verwendung von Osmosegeräten unerwünschte chemische Verbindungen entstehen, je nach Qualität des Geräts. Auf keinen Fall sollte beim Produzieren Salz hinzugegeben werden! Die Elektrolyse findet dann zwar extrem beschleunigt und intensiv statt, aber die Qualität des Silberkolloids nimmt proportional zum Salzgehalt des Wassers ab!

Eigenherstellung

Wenn Sie unabhängig von der Beschaffung des Wassers sein wollen, können Sie sich Ihr destilliertes Wasser selbst herstellen. Dafür benötigen Sie lediglich einen handelsüblichen Dampfdestillator.

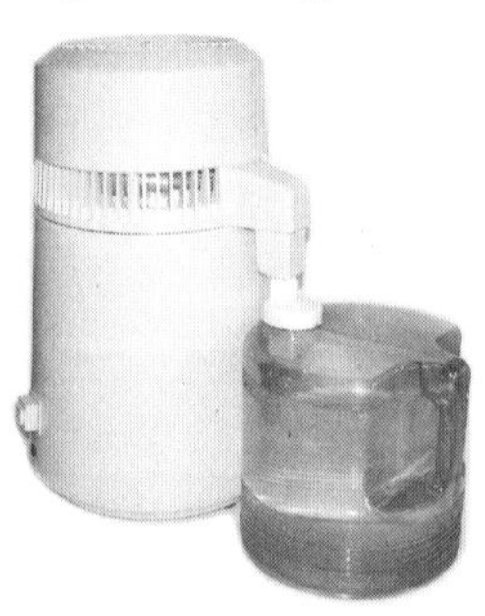

Das hat vielerlei Vorteile:

Wissenschaftlich besteht mittlerweile kein Zweifel mehr, dass unser Organismus mit möglichst reinem Wasser versorgt werden sollte. Insbesondere der Reinigungsvorgang, die Ausschwemmung der Stoffwechselschlacken betreffend, ist für unsere Gesundheit unschätzbar wichtig. Die Mineralstoffversorgung erfolgt am besten über Obst, Gemüse und Salat. Werbesprüche, wonach Flaschenwässer (die allesamt nur anorganische Salze enthalten) dem menschlichen Organismus zur Versorgung mit Mineralstoffen dienen sollen, sind – so warnende Stimmen – irreführend.

Bei der Überprüfung des Leitungswassers in der Teeküche unseres Büros ermittelten wir einen Wert von über 371 ppm als Gesamtbelastung des Trinkwassers; dieser ist eindeutig zu hoch. Wir destillierten daher zum Test unser Kaffee- und Teewasser. Die Rückstände im Destillator bereits nach wenigen Anwendungen stimmten uns nachdenklich.

Die Tabelle zeigt, was eine Destillation an Schadstoffen aus dem Leitungswasser nimmt. Flüchtige Stoffe wie Chlor können zusätzlich mit einem Kohlefilter aus dem Destillat entfernt werden.

Arsen	> 99,0 Prozent
Bakterien	> 99,0 Prozent
Cadmium	> 99,0 Prozent
Chlor	> 98,0 Prozent
Dioxin	> 98,0 Prozent
Fluorsalz	> 99,0 Prozent
Nitrat	> 99,0 Prozent
Schwermetalle	> 98,0 Prozent
Asbest	> 98,0 Prozent
Pestizide/Herbizide	> 97,0 Prozent

Tabelle 9

Kostenvergleich

Beim Vergleich der Kosten von destilliertem Wasser (Aqua destillata) aus der Apotheke und der Eigenherstellung des Wassers ist der Strompreis wichtig. Diesen finden Sie auf Ihrer jährlichen Stromabrechnung. Notieren Sie den Preis pro kWh = Kilowattstunde.

Beispielrechnung:

Angaben des Stromerzeugers (20 Cent/kWh)*
Angaben auf dem Dampfdestillator 0,58 kW Stromverbrauch
Die Produktion von 0,6 l Aqua destillata benötigt eine Stunde**

* *(Alle Preisangaben in Euro).*
** *(Siehe Angabe in der Betriebsanleitung Ihres Geräts).*

0,20 Euro × 0,58 kW (Stromverbrauch Destillator)* 6,6 (Stunden)= 0,77 Euro (vier Liter) oder 0,19 Cent pro Liter.

Ein Liter dampfdestilliertes Wasser kostet nach dieser Beispielrechnung neunzehn Cent reine Stromkosten. Mit diesen Angaben können Sie die Preise auf dem Markt problemlos vergleichen.

Ein handelsüblicher Wasserdestillator produziert vier Liter destilliertes Wasser in einem Durchlauf. Es ist jedoch nicht ratsam, den Heizkessel des Destillators lediglich mit einem Liter Wasser zu befüllen, da dies nicht nur die mechanische Belastung des Destillators erhöht, sondern langfristig auch unwirtschaftlich ist. (Bedenken Sie die Zeit, die ein Destillator benötigt, um die gewünschte Siedetemperatur zu erreichen!)

Überprüfung der Wasserqualität

Ein TDS-Meter gibt schnell Auskunft über die Gesamtbelastung Ihres Leitungs- und Flaschenwassers (zum Beispiel mit Salzen, Chemikalien, Pestiziden und Schwermetallen). Es wird angezeigt, wie viele gelöste Stoffe im Wasser vorhanden sind. Messbar sind nicht die einzelnen Stoffe, sondern die Gesamtbelastung in ppm. Gemessen wird über die elektrische Leitfähigkeit (siehe dazu Seite 111).

In der Tabelle sind einige Beispiele angegeben:

Wasser bzw. wässrige Lösung	Leitfähigkeitsbereich bei 25 °C	Salzkonzentration
Reinstwasser	0,055 µS/cm	0 mg/l
Vollentsalztes Wasser	0,055 bis 2 µS/cm	0 bis 1 mg/l
Regenwasser	10 bis 50 µS/cm	5 bis 20 mg/l
Grund-, Oberflächen- und Trinkwasser	50 bis 1.000 µS/cm	20 bis 50 mg/l
Meerwasser	20 bis 60 mS/cm	10 bis 40 g/l
Kochsalzlösung	77 bis 250 mS/cm	50 bis 250 g/l

Tabelle 10

TIPP:

Mit einem TDS-Meter können Sie nicht nur die Wasserqualität überprüfen, sondern auch feststellen, ob das dampfdestillierte Wasser von guter

* *(Alle Preisangaben in Euro).*

Qualität ist. Der TDS-Wert bei dampfdestilliertem Wasser beträgt nahezu 0 ppm, selbst dann, wenn Sie das Wasser erwärmen! Das hat folgenden Grund: Bei vollentsalztem Wasser, das kein gelöstes CO_2 enthält, ist die Messanzeige rechnerisch korrekt 0,055 µS/cm, das entspricht der Eigenleitfähigkeit des Wassers (H-Ionen und OH-Ionen dissoziieren).

Gereinigtes Wasser hingegen ist nicht so rein; wenn Sie gereinigtes Wasser erwärmen, steigt der Anzeigewert des TDS-Meters je nach Temperatur auf drei bis fünf ppm oder mehr an (die elektrische Leitfähigkeit nimmt zu).

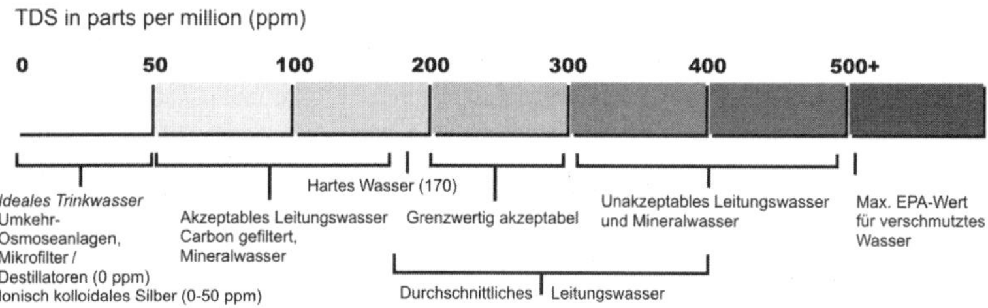

Als Richtwerte für Wasser gilt: Wasser bis 120 µS (ca. 78 ppm) ist als gut entschlackend und der Gesundheit förderlich anzusehen. Von 300 bis 600 µS (ca. 195 bis 390 ppm) ist das Wasser gesundheitlich eher bedenklich und ab 600 µS (ca. 390 ppm) ist es allgemein eher schlecht für die Gesundheit zu bezeichnen.

TIPP:

Wenn Sie selbst hergestelltes Silberwasser mit einem TDS-Meter überprüfen möchten, nehmen Sie die unter elektrischer Spannung befindlichen Silberstäbe immer vorher aus dem Wasser; die anliegende elektrische Spannung an den Silberstäben kann die Anzeigegenauigkeit beeinflussen.

Ein Liter dampfdestilliertes Wasser kostet nach dieser Beispielrechnung sieben Cent reine Stromkosten für einen Liter Destillat. Mit diesen Angaben können Sie die Preise auf dem Markt problemlos vergleichen.

Ein handelsüblicher Wasserdestillator produziert vier Liter Aqua destillata in einem Durchlauf.

TIPP:
Wenn Sie hergestelltes Silberwasser mit einem TDS-Meter überprüfen möchten, nehmen Sie die unter elektrischer Spannung befindlichen Silberstäbe immer vorher aus dem Wasser; die anliegende elektrische Spannung an den Silberstäben kann die Anzeigegenauigkeit beeinflussen.

Wassertemperatur

Im Internet und in der Literatur wird oft lobend erwähnt, dass Wasser, wenn es bis kurz vor dem Siedepunkt erwärmt wird, die Qualität des Silberwassers verbessert und eine gewisse Zeitersparnis mit sich bringt. Wir haben dies getestet und sind zu folgendem Ergebnis gekommen: Verwendet man erwärmtes destilliertes Wasser zur Elektrolyse, dann ist der Leitwert nach dem Herstellungsprozess etwas höher; das liegt daran, dass mehr wasserlösliche Stoffe in Lösung gehen (Ionen).

Fasst man die entsprechenden Informationen zusammen, zeigt sich folgendes Ergebnis:

Wasser mit Zimmertemperatur

Min.	Menge	Ionischer Anteil (ppm)	Kolloidaler Anteil (ppm)	Wassertemperatur während der Herstellung	Farbe
06	200 ml	3,6	1,3	23 °C	transparent
21	200 ml	18	6,3	23 °C	leicht gelb
42	200 ml	36	12,5	23 °C	gelblich

Erwärmtes Wasser

Min.	Menge	Ionischer Anteil (ppm)	Kolloidaler Anteil (ppm)	Wassertemperatur während der Herstellung	Farbe
06	200 ml	4,2	0,6	52 °C	transparent
21	200 ml	21,3	3	42 °C	gelblich
42	200 ml	42,5	6	39 °C	dunkelgelb

(Werte sind rechnerisch ermittelt.)

Quintessenz: In warmem Wasser werden mehr Silberionen und weniger Silberpartikel produziert; in raumtemperiertem Wasser werden weniger Silberionen und mehr Silberpartikel produziert.

TIPP:
Für die Herstellung von kolloidalem Silber ist es unabdingbar, das Wasser vor der Herstellung zu kontrollieren. Hier sollten Werte um 0 bis ein ppm (max. zwei ppm) eingehalten werden (fünf µS/cm). Bereiten Sie das destillierte Wasser in einem Glasbehälter vor, anschließend messen Sie den Leitwert und verzeichnen diesen Wert in einer Liste.

Schon die Berührung der Silberstäbe mit fettigen Fingern oder Spülmittelrückstände im verwendeten Glas können das Ergebnis beeinflussen. Sauberes Arbeiten ist demnach eine Grundvoraussetzung für gute Ergebnisse.

Wasserarten

Destilliertes Wasser

Destilliertes Wasser (auch Aquadest genannt, von lat. aqua destillata) ist Wasser (H_2O) ohne die im normalen Quellwasser und Leitungswasser vorkommenden Ionen, Spurenelemente und Verunreinigungen. Es wird durch Destillation (Verdampfen und anschließende Kondensation) aus normalem Leitungswasser oder aus vorgereinigtem Wasser gewonnen.

Aqua bidestillata

Wird besonders reines Wasser benötigt, so reicht eine einzelne Destillation nicht mehr aus, um die gewünschte Reinheit zu erzielen. Daher gibt es zweifach destilliertes (bidestilliertes) Wasser (Aqua bidestillata).

Reinstwasser

Reinstwasser ist die chemische Verbindung H_2O. Im Gegensatz zum herkömmlichen Wasser, das zum Beispiel Mineralstoffe wie Magnesium enthält, beinhaltet Reinstwasser so gut wie keine Fremdstoffe.

Reinstwasser wird unter anderem im medizinischen Bereich benötigt; im Wesentlichen zur Herstellung von Medikamenten oder Injektionslösungen. In der wissenschaftlichen Literatur wird auch die Bezeichnung »Deionat« verwendet.

Aqua purificata

Gereinigtes Wasser ist ein mittels Ionenaustauscher von Salzionen befreites, gereinigtes und für medizinische Zwecke geeignetes Wasser.

Entionisiertes Wasser

Entionisiertes Wasser ist technisch reines H_2O, Reinheitsgrad ca. 99 Prozent, was einem Restsalzgehalt von ca. 0,1 mg/l entspricht. Dieses Wasser wird häufig in Apotheken angeboten.

Osmosewasser

Dieses Wasser ist für die Silberwasserherstellung **ungeeignet.**

Demineralisiertes Wasser

Für den Alltagsgebrauch wird das weniger aufwändig gereinigte demineralisierte Wasser verwendet. Es wird durch Ionenaustauscher gereinigt und kommt unter den Bezeichnungen »destillatgleiches Wasser«, »VE-Wasser« (voll entsalzt) oder als Bügelwasser in den Handel.

Dieses Wasser ist für die Silberwasserherstellung **ungeeignet.**

Leitungswasser

Dieses Wasser ist für die Silberwasserherstellung **ungeeignet.**

Mineralwasser

Dieses Wasser ist für die Silberwasserherstellung **ungeeignet.**

Quellwasser

Dieses Wasser ist für die Silberwasserherstellung **ungeeignet.**

Die Aufbewahrung von kolloidalem Silberwasser

Hat man das kolloidale Silberwasser selbst hergestellt (»self brewed«), erfolgt eine Qualitätsüberprüfung nach Augenschein und mit dem

TDS-Meter. Das kolloidale Silberwasser wird überwiegend durchsichtig sein (bei schwachen Lösungen um fünf ppm) oder es kann eine leicht gold-gelbe Farbe (bis 20 ppm) entwickeln (durch die ionisierten Anteile hervorgerufen). Es sollte geruchlos sein und wird einen metallischen Geschmack besitzen.

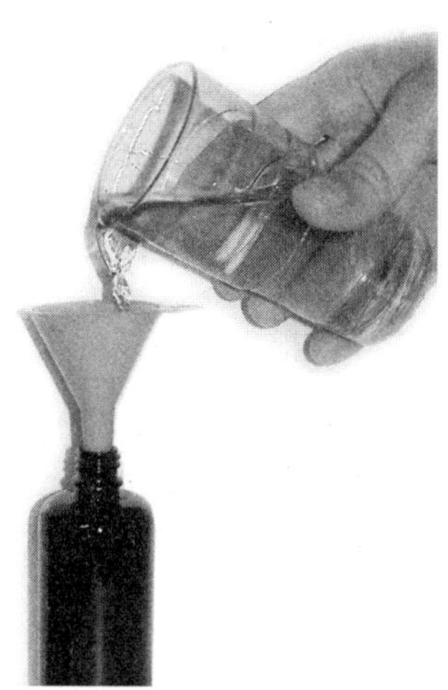

Das mit dem Silbergenerator hergestellte kolloidale Silberwasser wird mit einem Kunststofftrichter vorsichtig in lichtgeschützte kleine Flaschen oder Gläser mit Schraubverschluss mit 200 bis 500 Milliliter Inhalt gefüllt und fest verschlossen. Am besten sind Violettglasflaschen (ansonsten Braunglasflaschen), da sie für die Lagerung von homöopathischen Mitteln gedacht sind und sich deshalb auch hervorragend zur Lagerung von Silberwasser eignen. Das dunkelviolette Spezialglas schützt den Inhalt optimal vor qualitätsschwächenden Lichteinflüssen und hat zudem eine ausgezeichnete konservierende Wirkung.

Neue wissenschaftliche Untersuchungen haben bestätigt, was in alten Kulturen schon lange bekannt war. Der Schweizer Biologe Dr. H. Niggli, der die Untersuchungen leitete, fasst die Resultate wie folgt zusammen:

»Die Proben im Violettglas haben eine signifikant bessere Lagerungsqualität, weisen eine deutlich ruhigere Schwingung auf und zeigen den geringsten Energieverlust.«

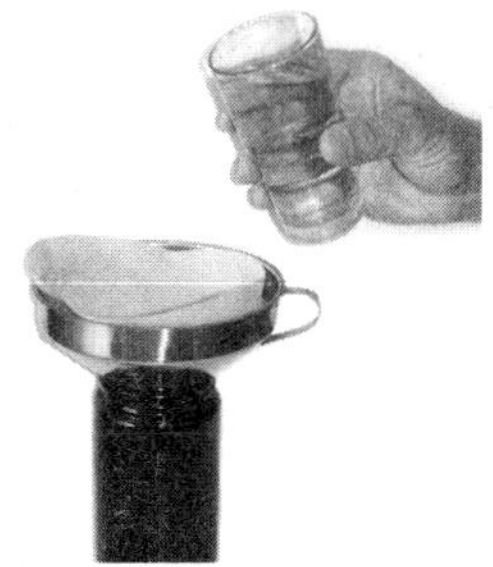

Falls sich Oxidationsrückstände während der Herstellung gebildet haben, können Sie das Silberwasser einfach durch einen Kaffeefilter gießen. Aber keine Angst! Silberkolloide oder Silberionen können Sie mit einem einfachen Filter nicht aufhalten. Die Kolloide und die Silberionen sickern problemlos durch den Filter.

Sicherheitshinweise

Folgendes gibt es für den Hersteller und Anwender von kolloidalem Silber zu beachten: Beim Betreiben von Silbergeneratoren sollten bestimmte Sicherheitsmaßnahmen beachtet werden, da wir es unmittelbar mit Wasser und mit Strom zu tun haben.

Das Gerät sollte auf dem Glas nicht verrutschen und unter keinen Umständen in das Wasser tauchen. Es besteht bei netzbetriebenen Geräten Brand- und Stromschlaggefahr.

Auch sollten diese Geräte nicht unbeaufsichtigt betrieben werden.

Menschen mit Herzschrittmachern sollten grundsätzlich die direkte Berührung der eingesteckten Elektroden vermeiden, solange das Gerät eingeschaltet und mit dem Stromnetz verbunden ist.

Geräte mit eingesteckten Silberelektroden sollten nicht auf einer Arbeitsplatte aus Metall oder im Spülbecken abgestellt werden, es besteht Kurzschlussgefahr an den Elektroden. Das Gleiche gilt für Silberelektroden in Haltevorrichtungen, sofern diese mit dem Stromnetz verbunden sind.

Die Elektroden sollten nicht mit der Schleimhaut in Kontakt kommen. Es besteht Verbrennungsgefahr.

Für Kinder sollten diese Geräte immer unzugänglich sein.

Einnahmeempfehlungen für kolloidales Silber

In vielen Gebrauchsanweisungen wird warnend darauf hingewiesen, keinen Plastik- oder Metalllöffel bei der Einnahme von kolloidalem Silber zu verwenden. Weil schon nach kurzer Zeit die Silberteilchen mit dem Metall des Löffels chemisch reagieren, könnten Spuren von Eisen-/Chrom-/Nickel-Ionen in die Lösung übergehen. Aber eine zügige Einnahme von kolloidalem Silber mit einem Metalllöffel ist vertretbar, oder man kann es aus einem Schnapsgläschen trinken.

Kolloidales Silber sollte nicht zusammen mit Vitaminen (besonders nicht mit Vitamin C) eingenommen werden, da die Wirkung beeinträchtigt wird. Am besten ist, kolloidales Silber morgens und die Vitamine abends oder umgekehrt einzunehmen.

Die gängige Methode ist, kolloidales Silberwasser oral einzunehmen, das heißt, es zu trinken. Da es fast geschmacklos ist, stellt dies kein Problem dar. (Manche Menschen empfinden den Geschmack jedoch als leicht metallisch oder bitter.)

Es empfiehlt sich, die Flüssigkeit nicht sofort herunterzuschlucken, sondern sie zunächst einige Sekunden lang unter der Zunge (sublingual) zu behalten. Dadurch wird ein Teil des kolloidalen Silbers vom Körper bereits über die Mundschleimhaut aufgenommen.

Bei akuten Erkrankungen des Mund- und Rachenraums wie Zahnfleischentzündungen und Erkältungen ist es sinnvoll, mit kolloidalem Silber zu gurgeln und zu spülen. Bei Entzündungen des Auges (Bindehautentzündung) kann kolloidales Silber eingeträufelt werden.

Soll kolloidales Silber im Dickdarm wirksam werden, muss es möglichst schnell mit viel Flüssigkeit getrunken werden, damit es nicht schon vorher vollständig resorbiert wird. Anschließend ist es wichtig, die Darmflora durch Joghurt wieder zu regenerieren.

Weitere Anwendungsmöglichkeiten sind die vaginale und rektale Gabe, aber auch als Nasen- und Inhalationsspray ist kolloidales Silber geeignet. Da es selbst bei empfindlichen Geweben und Organen in der Regel keine Reizungen hervorruft, ist es gut als Erste-Hilfe-Spray bei Schnittwunden, Entzündungen, Verbrennungen und Insektenstichen verwendbar.

Da jeder Mensch anders reagiert und anders konzipiert ist (Körpergewicht, Alter, Gesundheitszustand, Allergien), können hier nur unverbindliche Empfehlungen ausgesprochen werden. Fragen Sie im Zweifelsfall einen Arzt oder Heilpraktiker.

Sie können die folgende Tabelle benutzen, um die Silbermenge, die Sie einnehmen, zu bestimmen.

Erklärung: Ausgangsbasismenge 200 ml

200 ml Silberwasser (0,2 Liter) mit	Darin enthaltenes Silber (µg)	(mg)	Sie entnehmen 1 Teelöffel (5 ml) und erhalten darin (Silber in µg):	Sie entnehmen 1 Esslöffel (10 ml) und erhalten darin (Silber in µg):
0,5 ppm	100 µg	0,1 mg	2,5	5
1 ppm	200 µg	0,2 mg	5,0	10
2 ppm	400 µg	0,4 mg	10	20
3 ppm	600 µg	0,6 mg	15	30
4 ppm	800 µg	0,8 mg	20	40
5 ppm	1.000 µg	1,0 mg	25	50

(Siehe auch die folgende Tabelle.)

Tabelle zur Entsprechung ppm zu mg

Tee-löffel 5 ml (ppm)	µg	mg	Ess-löffel 10 ml (ppm)	µg	mg	Glas 100 ml (ppm)	µg	mg	Glas 200 ml (ppm)	µg	mg
1	5	0,005	1	10	0,01	1	100	0,1	1	200	0,2
2	10	0,01	2	20	0,02	2	200	0,2	2	400	0,4
3	15	0,015	3	30	0,03	3	300	0,3	3	600	0,6
4	20	0,02	4	40	0,04	4	400	0,4	4	800	0,8
5	25	0,025	5	50	0,05	5	500	0,5	5	1.000	1
6	30	0,03	6	60	0,06	6	600	0,6	6	1.200	1,2
7	35	0,035	7	70	0,07	7	700	0,7	7	1.400	1,4
8	40	0,04	8	80	0,08	8	800	0,8	8	1.600	1,6
9	45	0,045	9	90	0,09	9	900	0,9	9	1.800	1,8
10	50	0,05	10	100	0,1	10	1.000	1	10	2.000	2
15	75	0,075	15	150	0,15	15	1.500	1,5	15	3.000	3
20	100	0,1	20	200	0,2	20	2.000	2	20	4.000	4
25	125	0,125	25	250	0,25	25	2.500	2,5	25	5.000	5
30	150	0,15	30	300	0,3	30	3.000	3	30	6.000	6
35	175	0,175	35	350	0,35	35	3.500	3,5	35	7.000	7
40	200	0,2	40	400	0,4	40	4.000	4	40	8.000	8
50	250	0,25	50	500	0,5	50	5.000	5	50	10.000	10

Teelöffel 5 ml (ppm)	µg	mg	Esslöffel 10 ml (ppm)	µg	mg	Glas 100 ml (ppm)	µg	mg	Glas 200 ml (ppm)	µg	mg
100	500	0,5	100	1.000	1	100	10.000	10	100	20.000	20

Erläuterung: Eine Lösung von 40 ppm Silberwasser auf einen Teelöffel (fünf ml) entspricht einer Silbereinnahme von 200 µg Silber. Die gleiche Silbermenge (200 µg) nehmen Sie ein, wenn Sie Silberwasser mit einem ppm in einem Glas mit 200 ml einnehmen.

Wie kommt das zustande? Hersteller von Silbergeneratoren und etliche Angaben in der Literatur oder im Internet beziehen sich immer auf einen Liter. Wenn also »40 ppm« geschrieben steht, wird 40 ppm/l vorausgesetzt (also bezogen auf einen Liter). Wenn Sie nun diesem einen Liter (der insgesamt 40 mg Silber enthält) einen Teelöffel voll entnehmen, sind auf diesem Teelöffel nun 200 µg Silber enthalten.

Fallgeschichten von Silberanwendungen

Berichte von Patienten sind entweder Erfolgsberichte über bezwungene Krankheiten oder resignierende Abschlussberichte, wenn eine schwere Krankheit, aus welchen Gründen auch immer, nicht besiegt werden konnte.

Bei geheilten Menschen ist das Bedürfnis, über ihre vielfältigen, ganz persönlichen Erfahrungen im Kampf gegen schwere Krankheiten zu berichten, um anderen Menschen in scheinbar hoffnungsloser Lage Mut zu machen, sehr groß. Deshalb folgen nun persönliche Fallgeschichten und Fallgeschichten aus der Praxis über die Anwendung von Silber im Allgemeinen und kolloidalem Silberwasser im Speziellen.

Beschwerde: Zahnfleischentzündung

Geschlecht: weiblich; Alter: 46 Jahre.

Ich hatte eine Zahnfleischentzündung. Mein Zahnarzt stellte daraufhin Paradontose bei mir fest. Weil aber die Entzündung so stark war, konnte die Paradontosebehandlung nicht begonnen werden und der Zahnarzt verschrieb mir ein gängiges Antibiotikum. An meine letzte Antibiotikabehandlung konnte ich mich allerdings nur mit Grauen erinnern. Ich hatte damals starke Magenschmerzen bekommen und blutigen Stuhl und musste daraufhin die Behandlung mit Antibiotika abbrechen.

Diesmal hatte ich mich gegen Antibiotika entschieden und zwei Wochen lang täglich nach dem Zähneputzen mit Silberwasser den Mund gespült und es durch die Zähne gezirpt. Ich hatte mir dafür jeden Morgen eine schwache Lösung von fünf ppm Silberwasser in 200 Millilitern hergestellt. Es hat allerdings mit dem Heilungserfolg gedauert. Doch nach zehn Tagen waren die Vereiterungen am Zahnfleisch abgeklungen und das grässlich rote und geschwollene Zahnfleisch bekam wieder eine leicht rosige Färbung. Danach konnte der Zahnarzt bei mir die Paradontosebehandlung durchführen. Heute ist wieder alles wunderbar mit meinem Zahnfleisch.

Beschwerde: Zahnfleischentzündung

Mein Zahnfleisch war so entzündet, dass ich nicht mehr richtig kauen konnte. Mein Zahnarzt hatte mir zwar eine Zahncreme mitgegeben, die meine Entzündung lindern sollte, aber sie half nicht. Dann habe ich von kolloidalem Silber gehört und es zwei Wochen lang ausprobiert. Dreimal täglich habe ich fünf bis sieben Minuten lang den Mund ausgespült. Nach drei Tagen hatte ich keine Entzündung mehr. Auch der weiße Belag auf meiner Zunge war verschwunden.

Beschwerde: Zahnfleischentzündung

Seit Wochen hatte ich furchtbare Schmerzen im Mund, alles war entzündet, ich hätte durchdrehen können, so weh tat alles. Irgendwann schleppte ich mich zu einem Zahnarzt, der mir eine Zahnfleischentzündung attestierte und Antibiotika verschrieb, die ich einnahm, die mir aber nicht halfen. Der Zahnarzt war anfangs ziemlich ratlos, empfahl mir dann kolloidales Silber. Ich bestellte bei einem Versand drei Flaschen von dem Silberwasser und nahm nun viermal täglich drei Esslöffel Silberwasser, das ich unter die Zunge applizierte und dann hinunterschluckte. Zusätzlich bepinselte ich die entzündeten Stellen dreimal täglich mit dem Silberwasser. Bereits nach zwei Tagen spürte ich die erste Linderung, nach ungefähr zehn Tagen war der Mund fast völlig abgeheilt, der Zahnarzt war begeistert.

Beschwerde: Pilzinfektion in Scheide und Darm

Geschlecht: weiblich; Alter: 33 Jahre.

Ich hatte mir einen üblen Scheidenpilz eingefangen, der wollte einfach nicht weggehen. Meine Freundin riet mir, nach jedem Gang zur Toilette eine Intimwäsche durch zu führen und danach diesen Bereich zusätzlich mit kolloidalem Silber einzureiben. Sie empfahl auch, das Silber zusätzlich in einer Einwegspritze aufzuziehen und damit die Scheide zu spülen. Sie lieh mir dazu ihren Silbergenerator aus, damit ich mir damit eine Lösung mit einer Konzentration von 25 ppm zubereiten konnte. Ich trug das Silberwasser auf einen Schwamm auf und wusch mich drei Tage lang mehrmals täglich im Intimbereich, bis der Juckreiz nachließ. Anschließend hatte ich mir noch probiotische Joghurts mit noch lebenden Laktobazillen (Sauermilchbakterien) besorgt und mich im Bereich der Scheide damit eingerieben.

Ich empfehle auch, was den Scheidenpilz betrifft, das Silberwasser innerlich anzuwenden, um damit einen eventuell vorhandenen Darmpilz zu sanieren (den hat man häufig bei chronischem Scheidenpilz). Dazu sollte man dreimal über den Tag verteilt mindestens ein Schnapsglas Silberwasser trinken. In dieser Dosierung (gemeint sind wohl 25 bis 30 ppm) mindestens über ein bis zwei Wochen. Danach reicht es, einmal täglich ein Gläschen einzunehmen, aber nur, falls man keine akuten Beschwerden hat.

(Dieser Text wurde redaktionell gekürzt.)

Krankheit: Ulcus cruris

Geschlecht: männlich; Alter: 54 Jahre.

Patient mit ausgedehntem Ulcus cruris (offenem Bein) am rechten Unterschenkel, die Wunde ist stark infiziert und heilt trotz wochenlanger Behandlung mit konventionellen Methoden nicht ab.

Beginn der Behandlung mit kolloidalem Silber im Mai 2010. Einmal tägliches Spülen mit fünf bis zehn ppm Silberlösung, anschließend silberbedampfte Wundauflage.

Deutliche Besserung nach dreiwöchiger Behandlung, es ist eine frische Granulation erkennbar.

Wundverschluss nach weiteren drei Wochen.

Krankheit: Psoriasis

Geschlecht: weiblich; Alter: 29 Jahre.

Meine Psoriasis an den Ellenbeugen und am Rumpf nervte mich sehr. Trotz jahrelanger Behandlung durch den Hausarzt flackert die Schuppenflechte in unregelmäßigen Intervallen immer wieder auf, besonders in Stresssituationen.

Ich beginne eine Behandlung im Februar 2010 mit einer Silberlösung (30 ppm), dreimal täglich einen Esslöffel, oral eingenommen.

Zunächst tritt eine Verschlechterung des Hautbildes auf, es entstehen neue Herde im Gesicht und an den Beinen. Nach zweiwöchiger Behandlung beginnen sich die befallenen Areale zu verkleinern, der Juckreiz lässt merklich nach. Nach insgesamt sechswöchiger Behandlung sind nur noch blasse Hautveränderungen zu erkennen, der Juckreiz ist gänzlich verschwunden.

Krankheit: Psoriasis

Als mich die Schuppenflechte voll im Griff hatte, sah ich aus wie ein Alien. Meine Ellenbogen, Hände, Knie und mein Steiß waren so verschuppt, dass ich mich nicht mehr unter die Leute wagte. Ich sah zum Fürchten aus, wie ein sich schuppender Fisch. Dann erbarmte sich eine gute Bekannte und schleppte mich zu einem Heilpraktiker, der mir ein Mittel verschrieb, das er »kolloidales Silberwasser« nannte. Ich rieb nun die schuppenden Stellen sechsmal täglich mit dem kolloidalen Silberwasser auf einem Wattebausch ein und tatsächlich dauerte es nur vier Tage, bis die Schuppen ein wenig zurückgingen. Nach ungefähr drei Monaten Anwendung hatte ich an den ehemals betroffenen Stellen wieder gesunde Haut, die nicht mehr juckte, nässte oder schuppte.

Beschwerde: Fußpilz

Geschlecht: männlich; Alter: 73 Jahre.

Patient mit großflächigem Fußpilzbefall an beiden Füßen. Beginn der Behandlung im September 2010, zweimal täglich ein Fußbad mit einer Silberlösung von 50 ppm/400 ml (mit Aqua purificata hergestellt). Anschließend wurde die Silberdispersion mit fünf Litern warmem Wasser in einer Fußschüssel gemischt.

Bereits nach einer Woche ist der Fußpilzbefall gänzlich verschwunden.

Beschwerde: Fußpilz

Seit Jahren litt ich an einem störenden Fußpilz, der so hartnäckig war, dass meine ganzen Bemühungen mit Sprays, Salben und Tinkturen nichts nutzten. Dann empfahl mir ein Arbeitskollege, ich solle es doch einmal mit einem Mittel versuchen, das er »kolloidales Silberwasser« nannte. Ich bestellte bei einem Versandhändler einige Flaschen kolloidales Silberwasser und begann, mit einem Läppchen das Silberwasser auf die vom Pilz befallenen Stellen aufzutragen. Das machte ich nun fünfmal am Tag, was zwar mühsam war, weil ich immer wieder meine Schuhe ausziehen musste. Schon am Abend des nächsten Tages bemerkte ich, dass der Fußpilz an einigen Stellen geringer geworden war.

Am dritten Tag waren meine armen Füße zum ersten Mal seit vielen Jahren ohne diesen Pilzbefall, auch die schmerzenden Hautschrunden waren abgeheilt.

Beschwerde: Gallenprobleme

Geschlecht: männlich; Alter: 35 Jahre.

Patient mit Gallenproblemen, es kommt immer wieder zu sehr schmerzhaften Anfällen im linken Unterbauch, ohne dass eine regelrechte Organdiagnose vorliegt.

Beginn der Behandlung im März 2011 mit einer Silberlösung von 80 ppm, dreimal täglich ein Esslöffel oral eingenommen.

Zunächst keine signifikante Veränderung, jedoch beginnen die Anfälle nach 14-tägiger Anwendung nachzulassen. Nach weiteren drei Wochen ist der Patient anfallsfrei.

Beschwerden: Durchfall, Übelkeit

Geschlecht: weiblich; Alter: 66 Jahre.

Es fing mit Unwohlsein, Durchfällen und Übelkeit bei mir an, hervorgerufen durch einen Fischbandwurm nach einem Sushi-Essen in den Tropen. Darauf musste man erstmal kommen.

Meine Therapie begann im Juni 2011 mit einer Silberlösung von 50 ppm, dreimal täglich 150 Milliliter oral eingenommen, und einer kohlenhydratfreien Diät.

Nach vierwöchiger Anwendung verschwanden die Symptome, es gab keinen erneuten Nachweis von Parasiten im Darm.

Beschwerde: Candida albicans

Geschlecht: weiblich; Alter: 48 Jahre.

Patientin mit Candida albicans in der Mundhöhle.

Beginn der Behandlung im Dezember 2011. Angewandt wurde eine selbst hergestellte Silberlösung von 30 ppm, dreimal täglich zum Spülen des Mund-Rachen-Raums.

Zunächst kam es im Verlauf der Behandlung zu einer relativen Verschlechterung des Milieus, jedoch trat nach einwöchiger Anwendung die komplette Abheilung der Mundschleimhaut ein.

Beschwerde: Panaritium

Geschlecht: männlich; Alter: 25 Jahre.

Patient mit rezidivierendem Panaritium des Fingers, trotz mehrfacher Behandlung durch den Hausarzt tritt die sehr schmerzhafte und nicht ungefährliche Entzündung des Nagelbetts ständig wieder auf.

Beginn der Behandlung im Dezember 2011 mit einer 30-ppm-Silberlösung, sowohl als tägliches Handbad als auch als orale Therapie mit einer fünf-ppm-Silberlösung, dreimal täglich ein Glas (2 cl). Die Therapie wurde über sechs Wochen konsequent durchgeführt. Bereits nach wenigen Tagen verschwanden die Entzündungszeichen des Fingers. Durch die nachtherapeutische Behandlung kam es zu keinem erneuten Befall.

Beschwerde: Reizdarm

Geschlecht: männlich; Alter: 49 Jahre.

Patient mit ausgeprägter Reizdarm-Problematik bei ansonsten unauffälligem Organ.

Beginn der Therapie in Februar 2012 mit einer fünf-ppm-Silberlösung oral eingenommen, dreimal täglich 30 Minuten vor den Mahlzeiten je 200 Milliliter.

Kurz nach der Behandlung verstärkten sich die Symptome, jedoch trat nach neun Tagen eine signifikante Verbesserung des Allgemeinzustands ein. Der Patient wurde letztendlich komplett beschwerdefrei.

Krankheit: Neurodermitis bei Kindern

Mit meinen Kindern gehe ich regelmäßig zu unserer Kinderärztin, sie hat sich auf Naturheilkunde spezialisiert. Sie gab mir für meinen jüngsten Sohn, der unter einer Neurodermitis leidet, folgenden Rat: Bei seiner Neurodermitis sollte auch die entzündete, juckende und durch ihre Trockenheit spannende Haut behandelt werden. Auch ist es so, dass sich auf der abwehrschwachen Haut des Neurodermitikers häufig Bakterien (unter anderem Staphylokokken) niedergelassen und vermehrt haben und Giftstoffe abgeben, die zu Entzündung und einem massiven Juckreiz führen. Ein Zeichen dafür ist oft das Nässen der Haut. Bei meinem Sohn exemplarisch hinter den Ohren, an Hals, Kniekehlen und Ellenbeugen. Da sich die Bakterien in den tiefen Hautschichten aufhalten, ist es mit einer Creme allein nicht getan.

Unsere Ärztin hat mir kolloidales Silber zum Aufsprühen mitgegeben, das sowohl Pilze als auch Bakterien angreift. Eine weitere Flasche mit Silberwasser gab sie mir für meinen Sohn zum Trinken mit. Sie warnte mich aber, ich solle es zuerst äußerlich probieren. Das Trinken des Silberwassers sei die letzte Option bei einem Kind.

Außerdem riet sie mir zu »Silberwäsche« (antiseptischen Silbertextilien) für meinen Sohn, die sich wunderbar trägt und mit der Juckreiz und Rötung oft rasch zurückgehen.

(Anmerkung des Autors: In der Schulmedizin werden häufig Kortisonsalben eingesetzt. Viele Eltern sind deswegen beunruhigt. Kortisonsalben unterdrücken zwar die Entzündungsreaktion der Haut und befreien sie schnell vom Juckreiz, doch ist die Erleichterung meist nur von kurzer Dauer. Lässt man die Salbe wieder weg, flammt das Ekzem oftmals wieder auf. Sie dient deshalb nach Auffassung der Therapeuten der Naturheilkunde lediglich für ganz kurze Zeit als Notbremse, wenn der Patient die quälenden Symptome gar nicht mehr ertragen kann.)

Beschwerde: starke Achselnässe/Achselgeruch

Obwohl ich jeden Morgen duschte und danach ein Deo auftrug, roch ich abends unangenehm unter den Achseln. Ich dachte mir, warum sollte nicht auch kolloidales Silber helfen? Immerhin war es seit Jahren mein Hausmittel Nummer eins.

Ich stellte mir eine Lösung von 15 ppm her, füllte diese in eine 50-Milliliter-Braunflasche mit einem Zerstäuberaufsatz und sprühte sie mir morgens unter die Achseln. Nach einigen Tagen die Überraschung: Der unangenehme Geruch war vollständig verschwunden! Seitdem benutze ich überhaupt kein Deo mehr, zumal ich weiß, dass dieser synthetische Deo-Giftcocktail unter den Achseln auf Dauer nicht gesund ist.

Beschwerde: Anzeichen einer Erkältung

Meine Freundin riet mir, beim ersten Kribbeln in der Nase Silberwasser in eine Nasensprayflasche zu füllen und mehrmals täglich das Silberwasser in die Nase zu sprühen. Danach sollte ich mit Silberwasser gurgeln und es einige Zeit im Mund belassen, bevor ich es herunterschlucke. Damit konnte ich schon mehrmals erfolgreich das Ausbrechen einer Erkältung verhindern!

Beschwerde: Erkältung

Seit Tagen litt ich unter einer quälenden Erkältung und starkem Husten mit Auswurf, der mir fast den Atem nahm. Alle Mittel, die ich vom Arzt bekommen hatte, halfen wenig. Meine Freundin konnte das Elend nicht mehr mit anhören und zwang mich, sechsmal am Tag mit jeweils einer Tasse kolloidalem Silberwasser zu gurgeln, außerdem musste ich jeden Tag vor den Mahlzeiten eine Tasse Silberwasser trinken. Bereits am Abend des zweiten Tages hatte ich die erste Linderung, der Husten ging nun von Tag zu Tag zurück.

Beschwerden: Furunkel und Warzen

Wann immer einer in unserer Familie einen Hautausschlag oder Ähnliches hat, gebe ich etwas Silberwasser auf einen Wattebausch und lege diesen über die Nacht auf die betroffene Stelle. Ich fixiere das Ganze mit einem Pflaster oder Verband. Diese »Behandlung« führe ich konsequent einige Tage durch. Furunkel und Warzen verschwinden meistens sehr schnell.

Einmal behandelte ich bei meinem Mann eine Eiterbeule, die sich nach einigen Tagen öffnete. Der Bereich konnte dann ohne Probleme abheilen.

Beschwerde: Furunkel

Seit einigen Wochen hatte ich am linken Unterarm einen grässlichen Furunkel, der mir Angst einjagte, weil der Hautarzt sagte, den könne er ohne Chirurgen nicht mehr behandeln. Er schickte mich zu einem Chirurgen. Aus dem Internet hatte ich mir alternativ einen Heilpraktiker herausgesucht. Auf dem Weg zum Chirurgen kam ich an der Praxis des Heilpraktikers vorbei, in die ich kurzerhand hineinging. Der Heilpraktiker verschrieb mir 500 Milliliter kolloidales Silberwasser, das sollte ich nun fünfmal am Tag mit einem Wattebausch auf den Furunkel auftragen. Ich betupfte die entzündete Stelle vorsichtig mit dem kolloidalen Silberwasser und konnte schon am nächsten Tag eine Besserung feststellen. Nach sechs Tagen war die Entzündung erheblich zurückgegangen, nach weiteren fünf Tagen war der Furunkel abgeheilt.

Beschwerde: allgemeine Kraftlosigkeit

Über viele Jahre war ich immer kränklich; ich fühlte mich schon beim Aufstehen ausgelaugt und ohne Kraft. Immer war ich erkältet, besonders im Winter. Mein Arzt wusste sich irgendwann keinen Rat mehr, denn auch die vielen Tabletten halfen mir nicht auf die Beine. Dann las ich in einer Zeitschrift etwas über die mir völlig unbekannte Heilmethode der Silbermedizin. Ich kaufte mir einen Silbergenerator und begann dann mit meiner Eigenbehandlung.

In der ersten Woche traten etliche Nebenwirkungen auf; mir war schlecht und ich verlor wieder ein wenig die Hoffnung auf Besserung.

Ich trank jeden Tag ungefähr einen halben Liter Silberwasser mit einer schwachen Konzentration von drei bis fünf ppm. Doch schon nach etwa zwei Wochen ging es mir deutlich besser. Dann merkte ich, wie meine Kraft zurückkehrte.

Als der Winter kam, war ich zu meinem großen Erstaunen immun gegen jede Art von Erkältung, und so nehme ich weiterhin Silberwasser zu mir, wenn es mir einmal schlechter geht.

Beschwerde: Schmerzen

Über viele Jahre litt ich an entsetzlichen Schmerzen im Kopf und im Schulterbereich; kein Arzt konnte mir helfen. Die einen sagten, es sei psychosomatisch, die anderen nannten mich einen Hysteriker und Hypochonder.

Ich war am Ende meiner Kraft, denn die Schmerzen wurden immer schlimmer und ich schluckte jeden Tag Unmengen an Medikamenten. Dann lernte ich auf einer Party, zu der ich mich geschleppt hatte, weil mir die Decke auf den Kopf fiel, einen Menschen kennen, der mir von einem Arzt aus den USA berichtete, der eine ganz bestimmte Therapie entwickelt hatte.

Dieser Arzt (dass er kein Arzt war, erfuhr ich erst später) hatte einige Geräte entwickelt, die man in der Elektromedizin benutzt. Ich bereitete mit einem dieser Geräte kolloidales Silberwasser zu und trank es jeden Tag, bis es mir irgendwann aus den Ohren wieder herauskam. Nach einigen Wochen fühlte ich mich schon viel besser, und meine Schmerzen und meine Gereiztheit waren wie weggeblasen.

Krankheit: Borreliose

Ich leite eine Selbsthilfegruppe von Borreliosebetroffenen und habe sehr gute Erfahrungen mit kolloidalem Silber bei der Behandlung von Borreliose gemacht.

Als Kind wurde ich von einer Zecke gebissen. Zu diesem Zeitpunkt wusste man so gut wie nichts über Borreliose; man war noch der Meinung, die Zecken fallen von den Bäumen und zum Entfernen dieser kleinen Tiere wurde geraten, die Zecken mit Öl, Kleber oder Ähnlichem zu ersticken.

Da wir in einem gefährdeten Gebiet lebten, achtete ich seinerzeit nur auf eventuelle Kopfschmerzen; und weil unmittelbar danach nichts eintrat, war das Thema für mich erledigt. Die große rote Quaddel an der Stichstelle hielt ich für eine allergische Reaktion auf den Kleber (den hatte ich damals aufgetragen!) bzw. für eine »Quetschstelle«.

Wenn ich es mir heute recht überlege, haben sich bereits in jenem Jahr die ersten Symptome der Borreliose gezeigt: ziehende Gliederschmerzen, schwere Schlafstörungen, Leistungsschwäche und Konzentrationsstörungen, dann bleierne Müdigkeit, einhergehend mit Gelenkschmerzen, erste organische Beschwerden und häufig wiederkehrende grippale Infekte.

Die Infekte waren meist so stark, dass ich Antibiotika verordnet bekam, die jedoch nur zu einer vorübergehenden Linderung der Beschwerden führten. Im Laufe der Jahre wurden die Abstände zwischen den Krankheitsausbrüchen immer kürzer und die Symptome und Beeinträchtigungen wurden immer massiver, bis die Diagnose »Borreliose« gestellt wurde.

Ich war nicht mehr in der Lage, den Anforderungen im Haushalt und Beruf nachzukommen. Einige Ärzte waren sogar der Meinung, dass ich lernen müsse, mit der Krankheit zu leben, denn wirklich gesund würde ich nicht mehr.

In einer Selbsthilfegruppe traf ich das erste Mal auf die Information und den Rat, die Borreliose mit kolloidalem Silber zu behandeln. Da es sich um eine Spätborreliose handelte, die schon sehr lange meinen Körper vergiftet hatte, entschied ich mich, 15 Tage lang jeweils dreimal täglich ein Schnapsglas kolloidales Silber mit einer Konzentration von 25 ppm zu trinken.

Es dauerte sieben Tage, bis es mir etwas besser ging. Nach 15 Tagen machte ich eine Pause von sieben Tagen und wiederholte die Kur für weitere 15 Tage. Heute kann ich meinen Haushalt wieder führen und einer Arbeit nachgehen. Antibiotika brauche ich seit dieser Zeit nicht mehr.

Beschwerde: Quetschung

Ich hatte mir dummerweise mit einem großen Hammer so auf den Daumen geschlagen, dass ein großer Bluterguss samt großer Wunde entstand. Mein Großvater leistete Erste Hilfe, indem er meine Hand mit dem kaputten Daumen sofort in eine Lösung aus kolloidalem Silberwasser tauchte, das er sich gerade zubereitet hatte; dann musste ich die Hand eine halbe Stunde lang wässern. Das wiederholte sich alle drei Stunden und am nächsten Tag war die Schwellung schon erheblich zurückgegangen. Ich habe die Hand mit dem verletzten Daumen dann sechsmal täglich in kolloidalem Silberwasser gewässert und nach ungefähr acht Tagen war der Daumen fast geheilt.

Beschwerde: Hautpilz am After

Wer so wie ich an einem quälenden Hautpilz im Bereich der Afterfalte gelitten hat, weiß, wie ich mich jeden Tag gequält habe, den extrem störenden Pilz durch ständiges Baden und Beschmieren mit diversen Salben und Puder zum Abheilen zu bringen. All das hatte mir nichts genutzt, ich litt weiterhin an nicht heilenden Hautrissen und furchtbarem Jucken an der betreffenden Stelle, die eines Tages auch noch zu nässen und zu schuppen begann. Da riet mir meine Schwester, es doch einmal mit kolloidalem Silberwasser zu versuchen, denn ich hätte doch nichts zu verlieren. Ich schüttete nun 250 Milliliter kolloidales Silberwasser in eine kleine Wanne mit wohltemperiertem Wasser, legte mich hinein und wässerte somit den lästigen Hautpilz. Das machte ich nun dreimal am Tag, schon am Abend des zweiten Tages verspürte ich die erste Linderung seit Jahren. Nach fünf Tagen war ich vom lästigen Hautpilz weitgehend befreit.

Beschwerde: Gürtelrose

Plötzlich waren die Schmerzen da, dann tauchten eitrige Pusteln auf, die sich an meiner rechten Hüfte mehr und mehr ausbreiteten. Knapp unter meinem Hosenbund konnte ich ein richtiges Entzündungsfeld sehen und fühlen, das von Tag zu Tag größer wurde. Als die Schmerzen überhandnahmen, zeigte ich die Stelle meiner Mutter, die nur lakonisch sagte: »Oh mein Gott, Junge, das ist eine Gürtelrose!« Sie schleppte mich zu einem Heilpraktiker. Dieser behandelte die Gürtelrose, die er »Herpes Zoster« nannte, indem er mit einem Wattebäuschchen reichlich kolloidales Silberwasser auf den schmerzenden Pustelbereich tupfte. Dann verschrieb er mir drei Flaschen von diesem Silberwasser und riet mir, ich solle nun jeden Tag mindestens fünfmal täglich die Pusteln so lange mit dem Silberwasser betupfen, bis die Gürtelrose verschwunden sei. Nach sechs Wochen war die Gürtelrose genauso schnell verschwunden, wie sie gekommen war.

Fallbeispiel »Christian«

Wie ein aktueller Fall aufzeigt, können Hersteller, Vertreiber und Anwender von augenscheinlich harmlosen Therapien, Geräten und/oder Produkten in Deutschland sehr schnell mit dem Gesetz in Konflikt geraten, ohne es zu wollen.

Vorgeschichte: Ein von sich und seinem Wissen überzeugter Mann, ich nenne ihn »Christian«, gründet einen Versandhandel und vertreibt Produkte aus den Bereichen »Ernährung, Gesundheit und Wellness« über das Internet. Zudem ist er spirituell begabt und nimmt Gesundheitsberatungen vor, wobei sich hier schon die Frage nach der Rechtmäßigkeit stellt, denn Gesundheitsberatungen dürfen in Deutschland nur approbierte Ärzte und geprüfte Heilpraktiker anbieten.

Christian bedient sich bei seinen persönlichen spirituellen Gesundheitsberatungen der alternativmedizinischen Bioresonanztherapie (BRT). Sie ist eine sanfte, nebenwirkungsfreie computergesteuerte Schwingungstherapie und wurde 1977 von dem deutschen Arzt Franz Morell und seinem Schwiegersohn Erich Rasche als »MORA-Therapie« eingeführt. Vom Körper abgestrahlte »krank machende Schwingung«, so Morell und Rasche, werde über das von ihnen entwickelte Bioresonanzgerät in »heilsame Schwingung« umgepolt und dem Körper zurückgeführt. Zur Behandlung hält der Patient über zwei Kabel mit dem Gerät verbundene »Elektroden« in den Händen.

Zurück zu Christian. Wenn er den therapeutischen Einsatz von »kolloidalem Silberwasser« oder »kolloidalem Goldwasser« vorschlägt, tritt er erst als Produzent und dann als Verkäufer im Internet in Aktion. Und dadurch wird es kritisch für ihn.

Frage: Darf er das in Deutschland überhaupt? Der zuständige Staatsanwalt entscheidet nach Prüfung der Faktenlage: Es besteht ein Anfangsverdacht wegen des Verstoßes gegen das Arzneimittelgesetz, denn Christian – so der Staatsanwalt – darf die Präparate »kolloidales Silber« und »kolloidales Gold« nicht herstellen und vertreiben!

Begründung: Kolloidales Silber und kolloidales Gold sind zulassungspflichtige Arzneimittel!

Fortsetzung der Geschichte: Nun gerät Christian so richtig in die Mühlen der deutschen Justiz, denn eines Tages stürmen mehrere Polizeibeamte in seine Wohnung und präsentieren dem verdutzten Mann einen Durchsuchungsbeschluss, dessen Tenor lautet:

»Christian ist verdächtigt, entgegen § 21 Abs. 1 Arzneimittelgesetz (AMG) die Präparate ›kolloidales Silber‹ und ›kolloidales Gold‹, bei denen es sich nach bisherigen Erkenntnissen um zulassungspflichtige, jedoch in Deutschland nicht zugelassene Arzneimittel handelt, in den Verkehr gebracht zu haben, indem er diese Präparate wiederholt über das Internetauktionshaus NN unter dem Mitgliedsnamen xx anbot und verkaufte (Vergehen gemäß § 96 Nr. 5 AMG).«

Christian ist nicht auf den Mund gefallen und hält den durchsuchenden Beamten vor, kolloidales Silber und kolloidales Gold seien uralte Hausmittel und würden seit Jahrhunderten hergestellt und feilgeboten. Doch das hält die Polizeibeamten nicht davon ab, seine Wohnung gründlich nach diesen Substanzen zu durchsuchen. Es werden Blauflaschen, Flaschenaufkleber und Geräte zur Herstellung des Silber- und Goldwassers beschlagnahmt; ebenso Computer und Infobroschüren.

Konsequenz: Die Polizeibeamten untersagen Christian die weitere Herstellung und den Vertrieb von kolloidalem Silber und kolloidalem Gold, und nun geht das Verfahren seinen juristischen Weg, dessen Ausgang vor Gericht geklärt wird. Es wird wohl bei einer Verwarnung bleiben, denn die von Christian beauftragte Gutachterin (eine approbierte Apothekerin) bestätigt: Kolloidales Silber in diesen geringen Abgabemengen (100-Milliliter-Flaschen) und zeitlich begrenzter Einnahme stelle keinerlei gesundheitliches Risiko dar.

Frage: Was hat Christian falsch gemacht, wo er doch in gutem Glauben an die zulassungsfreie Herstellung von Hausmitteln sein kolloidales Silber und kolloidales Gold in Flaschen abgefüllt und an seine Kunden geliefert hat?

Relevante deutsche Gesetze: Über sie hätte sich Christian besser vorher eingehend informieren sollen wie die etwa 50 Anbieter von kolloidalem Silberwasser und/oder kolloidalem Goldwasser in Deutschland sowie die Hersteller/Verkäufer von Geräten zur Herstellung von kolloidalem Silberwasser, die sich in der Grauzone deutscher Gesetze bewegen und es ständig riskieren, entweder von der Polizei aufgesucht zu werden, weil sie diese »Hausmittel« produzieren und vertreiben oder/und von Abmahnvereinen und Wettbewerbshütern mit kostenpflichtigen Abmahnungen überzogen zu werden, weil (siehe auch das Heilmittelwerbegesetz HWG) in den Anpreisungen der Silberwasserverkäufer verbotene Aussagen enthalten sind.

Eines dieser Gesetze ist das Gesetz über den Verkehr mit Arzneimitteln, Arzneimittelgesetz (AMG), das mit 135 Paragrafen den so genannten Verkehr mit Arzneimitteln in Deutschland regelt (siehe unten).

Ein zweites Gesetz ist das Medizinproduktegesetz (MPG).

Es ist hoch relevant für die Hersteller (und Nachbauer) von nicht zugelassenen Geräten wie Blutzapper und anderen (technischen) Geräten.

Ein weiteres Gesetz ist das Gesetz über die Werbung auf dem Gebiet des Heilwesens, Heilmittelwerbegesetz (HWG; neueste Fassung).

Arzneimittelgesetz (AMG): Das so genannte Arzneimittelgesetz ist für die deutschen Hersteller und/oder Vertreiber von alternativen Produkten wichtig, weil es konsequent aussagt, was Arzneimittel nach deutschem Recht sind.

Frage: Was also sind Arzneimittel nach deutschem Recht?

Hier tritt § 2 des Arzneimittelgesetzes auf den Plan, der den Arzneimittelbegriff folgendermaßen definiert:

»Arzneimittel sind Stoffe und Zubereitungen aus Stoffen, die dazu bestimmt sind, durch Anwendung im oder am menschlichen oder tierischen Körper Krankheiten, Leiden, Körperschäden oder krankhafte Beschwerden zu heilen, zu lindern, zu verhüten oder zu erkennen.«

Weiter heißt es sinngemäß im § 2 zum Arzneimittelbegriff: »Arzneimittel sind auch Stoffe und Zubereitungen aus Stoffen, die dazu bestimmt sind, Zustände oder Funktionen des Körpers oder der Seele zu diagnostizieren und körperliche Wirkstoffe oder Körperflüssigkeiten zu ersetzen.«

Nun folgt ein wichtiger Absatz für die Hersteller von kolloidalem Silber oder kolloidalem Gold: »Nicht zuletzt sind Arzneimittel auch Stoffe und Zubereitungen aus Stoffen, die dazu bestimmt sind, Krankheitserreger, Parasiten oder körperfremde Stoffe abzuwehren, zu beseitigen oder unschädlich zu machen und die Beschaffenheit, den Zustand oder die Funktionen des Körpers oder der Seele zu beeinflussen.«

In § 2 Abs. 2 AMG definiert der Gesetzgeber dann in fünf Unterabsätzen, welche Gegenstände, Instrumente, Implantate, Verbandstoffe,

Stoffe und Zubereitungen aus Stoffen als Arzneimittel gelten, die auf jeden Fall einer Zulassung bedürfen.

In § 2 Abs. 3 definiert der Gesetzgeber auch, was er unter Erzeugnissen versteht, die seiner rechtlichen Auffassung nach keine Arzneimittel sind; das sind Lebensmittel im Sinne des § 1 Lebensmittel- und Bedarfsgegenständegesetz, dann Tabakerzeugnisse, auch kosmetische Mittel, Deodorants und Futtermittel mit Zusatzstoffen und Vormischungen im Sinne des § 2 Futtermittelgesetz.

Dann sagt der § 2 Abs. 3 AMG in Unterabschnitt 7 etwas Wichtiges für die Hersteller von alternativen Gesundheitsgeräten: »Keine Arzneimittel sind Medizinprodukte und Zubehör für Medizinprodukte im Sinne des § 3 des Medizinproduktegesetzes.«

Dann folgt die übliche Einschränkung: »Arzneimittel sind jedoch Medizinprodukte und Zubehör für Medizinprodukte, wenn sie Arzneimittel im Sinne des § 2 Abs. 1 Nr. 2 des Medizinproduktegesetzes sind.«

Folglich sind Arzneimittel Mittel, die nach dem AMG als Arzneimittel zugelassen oder registriert oder von der Zulassung oder Registrierung freigestellt sind. Hat das Bundesgesundheitsministerium die Zulassung oder Registrierung eines Mittels mit der Begründung abgelehnt, dass es sich um kein Arzneimittel handelt, so gilt das Mittel nicht als Arzneimittel.

Frage: Und was sind bedenkliche Arzneimittel nach der Auslegung des deutschen Gesetzgebers? Auch hier lohnt ein Blick in das Arzneimittelgesetz (AMG). Hier steht unter § 5 über das Verbot bedenklicher Arzneimittel Folgendes: Es ist verboten, bedenkliche Arzneimittel in den Verkehr zu bringen, also damit zu handeln, zu verkaufen, zu vertreiben oder sonst wie abzugeben. Bedenklich sind nach dem Willen des Gesetzgebers Arzneimittel, bei denen nach dem jeweiligen Stand der wissenschaftlichen Erkenntnisse der Verdacht besteht, dass der Gebrauch dieser Arzneimittel schädliche Wirkungen nach sich zieht, die über das vertretbare Maß hinausgehen.

Frage: Braucht man für die Herstellung von Arzneimitteln in Deutschland nicht auch noch eine Erlaubnis? Ja, die benötigt man, und darüber belehrt § 13 des Arzneimittelgesetzes (AMG) in dürren, aber zutreffenden Worten, dass in Deutschland nur zugelassene Pharmahersteller, Apotheken und Tierärzte mit ihren Hausapotheken zulassungspflichtige und nichtzulassungspflichtige Arzneimittel herstellen dürfen. Übrigens gilt das auch für die so genannten Hausmittel, wenn diese nach dem gegenwärtigen Stand der wissenschaftlichen Erkenntnisse als Arzneimittel einzustufen sind.

Frage: Was ist mit der staatlichen Zulassung dieser Arzneimittel? Auch hier weiß das AMG eine Antwort, denn nach § 21 besteht eine Zulassungspflicht für Fertigarzneimittel, die Arzneimittel im Sinne des § 2 Abs. 1 oder Abs. 2 des AMG sind.

Diese Fertigarzneimittel dürfen im Geltungsbereich des AMG, also in Deutschland, nur in den Verkehr gebracht, also vertrieben und verkauft werden, wenn diese Arzneimittel durch die zuständige Bundesoberbehörde, das ist das Gesundheitsministerium, zugelassen sind. Diese Fertigarzneimittel dürfen aber auch vertrieben und verkauft werden, wenn der Rat oder die Kommission der Europäischen Union eine Genehmigung erteilt hat. Diese Genehmigungspflicht gilt auch für Arzneimittel, die keine Fertigarzneimittel und zur Anwendung bei Tieren bestimmt sind.

Nun sagt das Arzneimittelgesetz in § 21 Abs. 2 weiterhin aus, dass eine Zulassung nicht erforderlich ist: für Arzneimittel, die zur Anwendung bei Menschen bestimmt sind und aufgrund nachweislich häufiger ärztlicher oder zahnärztlicher Verschreibung in den wesentlichen Herstellungsschritten einer Apotheke in einer Menge bis zu 100 abgabefertigen Packungen an einem Tag im Rahmen des üblichen Apothekenbetriebs hergestellt werden und zur Abgabe in dieser Apotheke bestimmt sind.

Eine Zulassung von Arzneimitteln ist auch nicht erforderlich bei Arzneimitteln, die zur klinischen Prüfung bei Menschen bestimmt oder Fütterungsarzneimittel sind, die bestimmungsgemäß aus Arzneimittelvormischungen hergestellt sind, für die eine Zulassung nach § 25 AMG erteilt ist oder für Einzeltiere oder Tiere eines bestimmten Bestandes in Apotheken oder in tierärztlichen Hausapotheken hergestellt werden oder zur klinischen Prüfung bei Tieren oder zur Rückstandsprüfung bestimmt sind.

Frage: Was bedeutet dieser Gesetzestext für Christian als Hersteller oder Vertreiber oder Anwender von kolloidalem Silber« und kolloidalem Gold, damit er nicht mit dem Gesetz in Konflikt kommt? Der Gesetzgeber sagt in § 21 AMG eindeutig, dass nur Apotheken oder die Hausapotheken von Tierärzten oder Pharmaunternehmen mit der Erlaubnis zur Herstellung von Arzneimitteln auch Arzneimittel herstellen dürfen. Was zulassungspflichtige und nichtzulassungspflichtige Fertigarzneimittel und Arzneimittel sind und wer diese produzieren und vertreiben darf, bestimmt der Gesetzgeber.

Kolloidales Silber und kolloidales Gold sind nach der Auffassung der deutschen Justiz zulassungspflichtige Arzneimittel, deren Herstellung und/oder Vertrieb nach deutschem Recht strafbewehrt sind. (Das Juristenwort »strafbewehrt« bedeutet »von einer Strafe bedroht«).

Kolloidales Silber und kolloidales Gold dürften demnach als Fertigarzneimittel (aufgezogen auf Flaschen) nur von Pharmaunternehmen mit Produktionserlaubnis hergestellt und in den Handel gebracht werden.

Würden kolloidales Silber und kolloidales Gold nicht als Fertigarzneimittel, sondern individuell in Apotheken oder Tierarzthausapotheken hergestellt, dürften sie als Arzneimittel nur von den herstellenden Apotheken oder den Tierärzten verkauft werden.

Das führt zu dem Umkehrschluss: Kolloidales Silber und kolloidales Gold dürfen außerhalb von zugelassenen Pharmaunternehmen, Apotheken und/oder Tierarzthausapotheken von Gesundheitsversandunternehmen weder als Arzneimittel hergestellt noch als Fertigarzneimittel angeboten und verkauft werden.

Wer das trotzdem riskiert, wird nach § 95 Nr. 5 AMG wegen eines Vergehens gegen § 21 Abs. 1 AMG verurteilt und bestraft. Ob die bei einer Untersuchung beschlagnahmten und nach deutschem Recht illegal hergestellten Präparate »kolloidales Silber« und »kolloidales Gold« eingezogen werden, entscheidet der zuständige Richter oder Staatsanwalt.

Sachlage: Der § 96 »Strafvorschriften« des Arzneimittelgesetzes (AMG) führt etwaigen Herstellern oder/und Vertreibern von illegalen Arzneimitteln (und ggf. Medizinprodukten) in 21 Absätzen drastisch vor Augen, dass mit Freiheitsstrafe (also Gefängnis) bis zu einem Jahr oder Geldstrafe bestraft wird, wer ohne Befugnis Arzneimittel zubereitet, herstellt oder in den Verkehr (in den Handel) bringt.

Bestraft wird nach dem Willen des Gesetzgebers aber auch, wer Fertigarzneimittel, zum Beispiel kolloidales Silber oder kolloidales Gold zubereitet, herstellt oder in den Verkehr bringt, zum Beispiel in einem Internet-Auktionshaus anbietet, ohne im Besitz einer Erlaubnis zur Herstellung oder zum Vertrieb von Arzneimitteln oder Fertigarzneimitteln zu sein.

Fazit: Die Präparate »kolloidales Silber« und »kolloidales Gold« sind demnach in Deutschland zulassungspflichtige Arznei- und Heilmittel, die in Deutschland keine Zulassung haben und von Unbefugten weder hergestellt, vertrieben (in den Verkehr gebracht) oder an Dritte abgegeben werden dürfen. Das wäre ein Vergehen gemäß § 96 Nr. 5 AMG.

Nahezu sämtliche Verkäufer von kolloidalem Silberwasser und kolloidalem Goldwasser versuchen diesen gesetzlichen Missstand damit zu umgehen, auf jegliche Heilaussagen (die sie laut Heilmittelgesetz ohnehin nicht anführen dürfen) und Indikationen zu verzichten bzw. sich zu distanzieren. Juristen halten diese pauschale Distanzierung und/oder einen Haftungsausschluss (Disclaimer) wie: »Eine Haftung des Verkäufers für Personen-, Sach- und Vermögensschäden durch die Gesundheitstipps und Rezepte auf unseren Seiten wird ausgeschlossen!« schlussendlich juristisch für unwirksam.

Heilmittelwerbegesetz (HWG): Ein weiteres relevantes Gesetz ist das über die Werbung auf dem Gebiet des Heilwesens (Heilmittelwerbegesetz, HWG; neueste Fassung), denn es regelt die zulässige oder unzulässige Werbung von Arzneimitteln, Medizinprodukten oder anderen Mitteln.

§ 1 des Heilmittelgesetzes erstreckt sich auf die Werbung für Arzneimittel im Sinne des § 2 AMG, auf Medizinprodukte im Sinne des § 3 MPG und auf andere Mittel, Verfahren, Behandlungen oder Gegenstände, soweit sich die Werbeaussage auf die Erkennung, Beseitigung oder Linderung von Krankheiten, Leiden, Körperschäden oder krankhaften Beschwerden bei Mensch oder Tier bezieht.

§ 2 HWG definiert den Begriff »Fachkreise« und schließt auch sonstige Personen, soweit sie mit Arzneimitteln, Medizinprodukten, Verfahren, Behandlungen, Gegenständen oder anderen Mitteln erlaubterweise Handel treiben oder sie in Ausübung ihres Berufes anwenden, ausdrücklich ein. Den Fachkreisen zugeordnet werden vom Gesetzgeber also nicht nur Ärzte, Apotheker, Therapeuten, Kliniken und andere Gesundheitsberufler, sondern auch die Händler und Vertreiber zum Beispiel von kolloidalem Silber, kolloidalem Gold und alternativen elektromedizinischen Geräten.

§ 3 HWG verbietet die unzulässige oder irreführende Werbung für Produkte (Arzneimittel, Medizinprodukte, andere Mittel), wenn diese mit therapeutischen Wirksamkeiten oder Wirkungen beworben werden, die nicht vorhanden sind.

§ 3 HWG verbietet auch eine Werbung, die fälschlich den Eindruck erweckt, dass ein Erfolg mit Sicherheit erwartet werden kann, bei normalem oder längerem Gebrauch keine schädlichen (Neben-) Wirkungen eintreten oder unwahre, täuschende oder irreführende Angaben über die Beschaffenheit oder Zusammensetzung der Produkte (Arzneimittel, Medizinprodukte, andere Mittel) gemacht werden.

§ 3 HWG untersagt insbesondere unwahre, täuschende oder irreführende Angaben oder Behauptungen über die Art und Weise des Heilverfahrens oder der Behandlungen oder – und das ist relevant für die Vertreiber von Geräten nach Rife, Lakhovsky, Beck, Clark und andere – über die Person, die Vorbildung, die Befähigung oder die Erfolge des Herstellers, Erfinders oder der für sie tätigen oder tätig gewesenen Personen.

Das Heilmittelwerbegesetz (HWG) regelt nun in einer Vielzahl von Paragrafen die Mindestangaben bei der Werbung von Arzneimitteln im Sinne des § 2 Abs. 1 oder Abs. 2 Nr. 1 AMG und der §§ 11 ff. AMG.

Nach § 6 HWG ist eine Werbung unzulässig, die Gutachten oder Zeugnisse veröffentlicht oder erwähnt, die nicht von wissenschaftlichen oder fachlich hierzu berufenen Personen erstattet worden sind. Die Werbung muss auch die Angabe des Namens, Berufs und Wohnortes des Gutachters oder Ausstellers des Zeugnisses und den Zeitpunkt der Ausstellung des Gutachtens oder des Zeugnisses enthalten.

Nach § 6 HWG ist weiterhin eine Werbung unzulässig, die auf wissenschaftliche, fachliche oder sonstige Veröffentlichungen Bezug nimmt, ohne dass folgende **Mindestangaben** aus der Werbung hervorgehen:

- Ein Hinweis darauf, ob die Veröffentlichung das Arzneimittel, das Verfahren, die Behandlung, den Gegenstand oder ein anderes Mittel selbst betrifft, für die geworben wird.

- Die Nennung des Namens des Verfassers des Gutachtens oder des Zeugnisses, den Zeitpunkt der Veröffentlichung und der Fundstelle.
- Ein Hinweis darauf, dass aus der Fachliteratur entnommene Zitate, Tabellen oder sonstige Darstellungen wortgetreu übernommen wurden.

§ 7 HWG beschäftigt sich mit dem Verbot, Zuwendungen als Angehörige der Fachkreise anzubieten, anzukündigen, zu gewähren oder anzunehmen.

Nach § 8 HWG ist auch unzulässig die Werbeaussage, Arzneimittel im Wege des Teleshopping oder bestimmte Arzneimittel im Weg der Einzeleinfuhr nach § 73 AMG b, Abs. 2 Nr. 6a oder § 73 Abs. 3 AMG zu beziehen.

Unzulässig ist nach § 9 HWG eine Werbung für die Fernbehandlung (Erkennen oder Behandeln) von Krankheiten, Leiden, Körperschäden oder krankhaften Beschwerden von Menschen oder Tieren.

Für verschreibungspflichtige Arzneimittel darf nach § 10 HWG nur von/bei Ärzten, Zahnärzten, Tierärzten, Apothekern oder Personen, die erlaubterweise Handel mit diesen Arzneimitteln betreiben, geworben werden. § 12 HWG enthält in 15 Unterabschnitten dezidierte Angaben über das Werbeverbot von Personen, die nicht den Fachkreisen angehören.

Außerhalb dieser Fachkreise darf für Arzneimittel, Verfahren, Behandlungen, Gegenstände oder andere Mittel nicht geworben werden mit:

Gutachten, Zeugnissen, wissenschaftlichen, fachlichen Veröffentlichungen oder Hinweisen darauf; mit Angaben über ärztliche Empfehlungen oder Prüfungen, mit der Wiedergabe von Krankengeschichten oder Hinweisen darauf; mit der bildlichen Darstellung von Personen der Heilberufe, mit der Darstellung von Tätigkeiten der Heilberufe, mit der bildlichen Darstellung von körperlichen Veränderungen, mit der vergleichenden Darstellung eines Körperzustands vor und nach einer Behandlung; mit fremd- oder fachspezifischen Bezeichnungen, die nicht allgemeinverständlich sind, mit angstauslösenden Werbeaussagen, durch Werbevorträge, die als Verkaufsveranstaltungen gedacht sind; mit missverständlichen Werbeaussagen und Veröffentlichungen, mit Veröffentlichungen zur Selbstdiagnostik und Selbstbehandlung; mit Dank- und Empfehlungsschreiben Dritter oder dem Hinweis darauf, mit Werbemaßnahmen, die sich an Kinder unter 14 Jahren richten; mit Preisausschreiben, Verlosungen und anderen Zufallsverfahren, durch die Abgabe von Mustern oder Proben von Arzneimitteln oder Gutscheinen dafür usw.

Schlussgedanken

Wie gehen Sie als Anwender der Silbermedizin nun mit dieser Fülle an Informationen um? Sind Sie verunsichert? Haben Sie Kopfschmerzen bekommen? Oder fühlen Sie sich in Ihren Ansichten bestärkt?

Erlauben Sie mir noch einige persönliche und kritische Worte zu einem leider immer noch kontrovers diskutierten Thema:

1. In meiner gesamten zehnjährigen beruflichen Laufbahn im komplementärmedizinischen Bereich ist mir persönlich kein Fall bekannt geworden, in dem kolloidales Silberwasser, korrekt angewendet, in jeglicher Darreichungsform eine Argyrie ausgelöst hat. Auch ist mir von keinem Kollegen, Therapeuten oder führenden Hersteller von Silbergeräten je ein solcher Fall bekannt geworden.

Über unsachgemäße Einnahme und/oder fehlerhafte Herstellung mit Mineral- oder Leitungswasser kann ich keine Aussagen treffen.

2. Bis zum heutigen Tage führen die Gegner der Silbermedizin Fälle von Argyrie im Zusammenhang mit kolloidalem Silber auf. Bei näherer Betrachtung stellt sich in diesem Zusammenhang jedoch häufig heraus, dass bei einem angeführten und zitierten Argyriefall ein Silberproteinpräparat oder ein Silbersalzpräparat über einen längeren Zeitraum verabreicht wurde. Auch werden völlig aus dem Zusammenhang gerissene tragische Fälle bewusst mit aufgeführt. (Wie es einem armen Teufel erging, der 20 Jahre lang in einer Silbermine tätig war und sich dort eine leichte Argyrie eingefangen hatte und nun quasi über Nacht mit einem Foto von sich traurige Berühmtheit erlangte).

3. Nach meiner Empfehlung sollte kolloidales Silberwasser gewissenhaft und selektiv sowie, vergleichbar mit einem verschriebenen Medikament, zeitlich begrenzt eingesetzt werden. Zudem sollte kolloidales Silberwasser nicht präventiv und nicht bei einem kleinen Schnupfen oder einer lapidaren Erkältung eingenommen werden.

Denken Sie daran: Wir bekommen keine Krankheit, wir machen sie! Geben Sie Ihrem Körper die Chance, Selbstheilungskräfte zu mobilisieren, wodurch eine mutmaßliche Resistenzbildung auf das Silber auf das absolute Minimum reduziert wird.

4. Die Kritiker bemängeln den fehlenden klinischen Beweis, ob und in welchen Dosierungen ionisch-kolloidales Silber im Körper wirkt. Klinische Studien (reproduzierbare In-vivo-Experimente am lebenden Menschen), die zur Erlangung einer Arzneimittelzulassung führen, wird es allerdings voraussichtlich nicht geben. Zum einen müssten hohe finanzielle Mittel im Bereich von 200.000 bis 300.000 Euro in ein Arzneimittel investiert werden (kolloidales Silber), das sich in dieser kolloidalen Form weder patentieren noch industriell vermarkten lässt (ein »freies« Arzneimittel, sozusagen gültig für alle Anbieter).

Wer im Internet recherchiert und seine Suche zum kolloidalen Silber beispielsweise bei *Wikipedia*[4] beginnt, wird mit einem nicht immer haltbaren Halbwissen selbst ernannter »Experten« konfrontiert.

Wikipedia ist von der Sache her gut gedacht, ein Problem sind die Verfasser! In dem Artikel bei *Wikipedia* und in zahlreichen Diskussionsforen wird den Interessierten eingeredet, dass kolloidales Silber nicht wirke, ja sogar äußerst gefährlich sei. Für *Wikipedia* kann aber jeder leidenschaftliche Debütant schreiben, was er will. Niemand weiß, ob dieser »selbst ernannte Redakteur« wirklich Ahnung von der beschriebenen Materie hat, zumal sich dessen Identität hinter einem Usernamen verbergen lässt. So wurde in den letzten Jahren die Rubrik »kolloidales Silber« mehrere hundert Mal geändert, meist von denselben Verfassern. Eine Richtigstellung würde zudem keinen Sinn ergeben, da jeder involvierte Verfasser eines Textbausteins bei *Wikipedia* eine automatische Benachrichtigung erhält mit dem Hinweis, dass sein »Werk« verändert wurde. Mit einem einzigen Tastendruck kann ein »verschmähter« Redakteur diese Änderungen sofort wieder rückgängig machen.

Auch ist in den zahlreichen Diskussionsforen eine objektive fachliche Diskussion so gut wie unmöglich. Beginnen Sie einen Thread (einen Diskussionsbeitrag) in einem Blog oder Webforum mit dem Titel: »Hat jemand Erfahrung mit kolloidalem Silber?«, wird sich nach kurzer

---

4 Wikipedia® *ist eine eingetragene Marke der* Wikimedia Foundation Inc.

Zeit ein Pro- und ein Kontralager herauskristallisieren. Es finden sich Pro-Links zu kommerziellen Webshops (völlig uneigennützig versteht sich!) oder Kontra-Links zu Fotos, die Menschen zeigen, die angeblich durch Silberpräparate einen silbern schimmernden Glanz im Gesicht bekamen. Sehr häufig benutzt die Kontra-Fraktion Reizworte wie »toxisch« oder »Schwermetallvergiftung«, im Extremfall »Tod«. Das verunsichert und schreckt natürlich diejenigen ab, die ihre Suche genau dort beginnen (was offensichtlich gewünscht oder zumindest billigend in Kauf genommen wird). Gibt man dagegen in eine Suchmaschine die Begriffe »Silber« + »Argyrie« ein, erscheinen nur wenige Fotos von Patienten mit Argyrie!

An dieser Stelle sollte erwähnt werden, dass jedes Jahr Zehntausende von Deutschen an den Wechsel- und Nebenwirkungen von Medikamenten sterben. Die häufigsten schwer wiegenden Folgen sind übrigens Leberversagen, Magen-Darm-Blutungen und Herzinfarkt durch die Einnahme von Schmerz- und Blutdrucksenkungsmitteln, durch Narkosemittel und Antidepressiva – wohlgemerkt: aufgrund von Medikamenten, die vorschriftsmäßig in wissenschaftlichen Studien geprüft und ordnungsgemäß zugelassen wurden!

Artikel 2 Abs. 2 Satz 1 des Grundgesetzes der Bundesrepublik Deutschland (GG) besagt: »Jeder hat das Recht auf Leben und körperliche Unversehrtheit.«

Jeder hat das Recht auf Leben?

»Ja«, sagt das Grundgesetz!

Jeder hat das Recht auf körperliche Unversehrtheit?

»Ja«, sagt das Grundgesetz!

Stopp!, sagen die Skeptiker, das stimmt in dieser Auslegung nicht. Es gibt Einschränkungen, denn in dieses Recht auf Leben und körperliche Unversehrtheit kann der deutsche Staat, wie das folgende Beispiel zeigt, aufgrund von Verordnungen und Gesetzen gravierend eingreifen.

1. Er untersagt von der medizinischen Norm abweichende alternative Heilmethoden.
2. Er verbietet unkonventionellen Heilern und Therapeuten das Praktizieren.

3. Er ächtet und/oder verfolgt die Anwendung von alternativen medizinischen Geräten oder Heilstoffen.
4. Er untersagt den praktizierenden Schulmedizinern die Anwendung und/oder den Einsatz von alternativen Heilmethoden, Heilstoffen oder Heilgeräten.
5. Er verbietet vorgeblich ketzerische Hypothesen über die Behandlung unheilbarer oder schwer heilbarer Krankheiten.
6. Er zensiert vorgeblich ketzerische Hypothesen über die Behandlung unheilbarer oder schwer heilbarer Krankheiten und verbietet deren Verbreitung.

Das trifft – so die postulierte Verschwörungstheorie – auch auf die Behandlungswege des kolloidalen Silbers zu. Der seit Jahren andauernde Bannstrahl der amerikanischen und deutschen Gesundheitsbehörden, das Verbot der Anwendung alternativer Heilmethoden wie der Gebrauch des Silberwassers und vieler andere Verfahren durch niedergelassene Ärzte in Deutschland und die Ausgrenzung diesbezüglicher Fachliteratur lässt aufmerken, so die Anhänger der Verschwörungstheorie.

»Wer heilt, hat Recht!«, das sagen die Menschen, denen in ausweglosen Situationen durch den Einsatz und die mutige (und manchmal verzweifelte) Anwendung von alternativen und/oder nicht anerkannten medizinischen Methoden, Heilmitteln, Heilstoffen und Heilgeräten geholfen wurde. Wenn diese Menschen ihre Stimme erheben würden, dann müssten die kritischen Schulmediziner und die unbeirrbaren staatlichen Medizintechnokraten aufhorchen und auch die alternativen Heilmethoden zur Kenntnis nehmen. Wenn, ja wenn! Doch die Menschen, denen alternative Medizin geholfen hat, bleiben stumm und ihre Erfahrungen verlieren sich im Dschungel der schulmedizinischen Weisheiten.

Wer heilt, hat Recht?

Diese Frage müssen Sie sich selbst beantworten. Ich spreche hier nur für mich und behaupte: Ja, wer dauerhaft heilt, hat Recht!

Glossar

Im Folgenden wird für das kolloidale Silber die Abkürzung kS und für das kolloidale Silberwasser die Abkürzung kSw verwendet.

A

AACR: Kurzbezeichnung für *Association for the Advanced Colloidal Research,* eine amerikanische Gesellschaft zur Erforschung der Kolloide.

AB: Kurzbezeichnung für Antibiotika.

Abtötungseffekt von kS: Der Abtötungseffekt von kS auf humanpathogene Mikroorganismen wurde unter Laborbedingungen bei In-vitro-Experimenten (in der Petrischale) erforscht und funktionierte unter Anwendung von kolloidalem Silber in Konzentrationen von 2,5 bis fünf ppm wie folgt:
Bildung von DNS-Silberkomplexen,
Bildung von RNS-Silberkomplexen,
Zerstörung der Nukleinsäuren,
Wechselwirkung mit Aminosäuren, Proteinen, Enzymen, Zellmembran,
Reduzierung der Energiezufuhr,

Acceptable daily intake (ADI): amerikanische Bezeichnung für die tägliche, tolerierbare Dosis an kolloidalem Silber.

Acticoat: ist eine nanokristalline Silberauflage mit breitem Wirkungsspektrum bei Brandwunden.

Aerobes Milieu: ist eine mit Sauerstoff angereicherte Umgebung, in der Organismen gedeihen können.

Ag^{+}Ion: Kurzbezeichnung für Silber und Ionen.

Alte Literaturangaben über kolloidales Silber: Allgemein ist bekannt, dass heute »über den Ladentisch verkaufte« Nahrungsmittel nur bestimmte, zulässige Dosen Silber enthalten dürfen. Man sollte also nicht den Fehler machen, in der alten medizinischen Silberliteratur nach Angaben über toxische Konzentrationen von Silber zu suchen, da ein (im Übrigen nicht zulässiger) Vergleich der heutigen sehr niedrigen Silberkonzentrationen in Silberpräparaten mit den früher sehr hohen und giftigen Silberanteilen von bis zu 30 Prozent (gewichtsbezogen) zu falschen Schlüssen führen wird.

Alternativmedizin: komplementäre Behandlungsmethoden, Sammelbegriff für Therapieverfahren, die mit natürlichen (zum Beispiel pflanzlichen) Heilmethoden oder psychologischen Verfahren arbeiten und den Gegensatz bilden zur so genannten (konservativen) Schulmedizin.

AMA: Abkürzung für *American Medical Association,* einen amerikanischen Ärzteverband.

Amalgam-Tattoo: In den USA und insbesondere in Schweden ist ein Phänomen zu beobachten, das als »Amalgam-Tattoo« oder »Schleimhaut-Tätowierung« bezeichnet wird. Das sind Verfärbungen des Zahnfleischs, die bei Verletzungen des Zahnfleischs während der Behandlung durch das Silberamalgam auftreten können. Die Ursache liegt in den durch das Bohren freigesetzten Amalgampartikeln, die Silber enthalten und für die Verfärbungen verantwortlich sind.

AMG: Arzneimittelgesetz, regelt insbesondere in den §§ 21 Abs. 1 und 96 Nr. 5 Tatbestände, die sich mit der Herstellung, dem Vertrieb und der Verschreibung von kolloidalem Silber beschäftigen.

Anaerobes Milieu: ist eine ohne Sauerstoff auskommende Umgebung, in der Organismen nicht gedeihen können.

Anamnese: Krankengeschichte; Art, Beginn und Verlauf der (aktuellen) Beschwerden.

Anode: Pluspol, positive Elektrode.

Anteil von Silber im menschlichen Körper: Der durchschnittliche Anteil an Silber im menschlichen Körper beträgt bei einem Erwachsenen mit einem Körpergewicht von 75 kg nach Auffassung namhafter Forscher etwa 0,001 Prozent.

Antibakterielle Wirkung von kS: durch freie Silberionen und freie Silberradikale, die medizinisch aktiven Wirkstoffe im kolloidalen Silber. Freie Silberionen und freie Silberradikale sind verantwortlich für die antibakterielle Wirkung des kolloidalen Silbers. In jüngster Zeit werden neue mit Silber durchwirkte Werkstoffe und Beschichtungsverfahren entwickelt, die durch die ständige Silberabgabe antibakterielle Wirkungen erzielen, insbesondere als Silberfadentextilien, Silberbeschichtungen, Silberwundgewebe, Silberwundabdeckungen, kolloidale Silberlösungen.

Antibiotika-Therapie: ist eine seit dem Aufkommen der synthetisch hergestellten Antibiotika im Jahre 1928 in der Medizin eingesetzte Therapie, um den menschlichen Körper im Kampf gegen die krank machenden (pathogenen) Mikroorganismen wie Mikroben, Bakterien, Pilze und Parasiten zu unterstützen und die gefürchteten Infektionen abzuwehren bzw. zu heilen.

Antibiotische Wirkung von kS: Die Befürworter von kolloidalem Silber sprechen diesem die Fähigkeit zu, durch freie Silberionen und freie Silberradikale, die medizinisch aktiven Wirkstoffe im kolloidalen Silber, antibiotisch zu wirken.

Antibiotisch-resistente Erreger: Seit der Erfindung und weltweiten Anwendung der synthetisch hergestellten Antibiotika im Jahre 1928 haben sich viele Erregerstämme, das heißt die Stämme der humanpathogenen Mikroorganismen wie Viren, Bakterien, Pilze und Parasiten, zunehmend auf die Antibiotika eingestellt, die insbesondere seit den 1970er-Jahren an Wirkung verlieren, was bedeutet, sie sind resistent, also widerstandsfähig gegen die in den synthetischen Antibiotika befindlichen Wirkstoffe geworden.

Antiinfektivum: Kolloidales Silber wird auch als Mittel gegen Infektionen, also als Antiinfektivum, angewendet.

Antimikrobielle Wirkung von kS: Die Befürworter von kolloidalem Silber sprechen diesem die Fähigkeit zu, durch freie Silberionen und freie Silberradikale, das sind die medizinisch aktiven Wirkstoffe im kolloidalen Silber, antimikrobiell zu wirken.

Antikörper: Antikörper sind Eiweiße (Proteine), die von speziellen weißen Blutkörperchen (Plasmazellen, eine Entwicklungsstufe der B-Lymphozyten), gebildet werden, gezielt Antigene erkennen und diese binden. So kann das Immunsystem Erreger oder abnormale Zellen erkennen und sie zerstören.

Antimykotikum: Medikament (Arznei, Heilmittel), das gegen lokalen Pilzbefall durch pathogene Krankheitserreger wirkt und dadurch Pilzinfektionen auf Haut, Schleimhäuten und systemische Pilzinfektionen verhindert; Medikament zum Abtöten von Pilzen.

Antimykotische Wirkung von kS: Die Befürworter von kolloidalem Silber sprechen diesem die Fähigkeit zu, einzellige Krankheitskeime, zum Beispiel Pilze, abzutöten.

Antiseptische Langzeittherapie mit kS: wird bei schlecht verheilenden Wunden und Brandwunden angewendet, indem nanokristalline Silberauflagen (silberdurchwirkte Verbände, Silberfolien, Silbergewebe) auf die Wunden appliziert werden.

Antiseptische Wirkung von kS: Die Befürworter von kolloidalem Silber sprechen diesem die Fähigkeit zu, antiseptische Wirkung zu erzielen durch freie Silberionen und freie Silberradikale, die medizinisch aktiven Wirkstoffe im kolloidalen Silber. Freie Silberionen und freie Silberradikale sind verantwortlich für die antibakterielle Wirkung des kolloidalen Silbers. In jüngster Zeit werden neue silberdurchwirkte Werkstoffe und Beschichtungsverfahren entwickelt, mit denen durch die ständige Silberabgabe antibakterielle Wirkungen erzielt werden, insbesondere als Silberfadentextilien, Silberbeschichtungen, Silberwundgewebe, Silberwundabdeckungen, kolloidale Silberlösungen. Die antiseptische Wirkung von kolloidalem Silber auf Bakterien, insbesondere auf gramnegative Bakterien, ist durch zahlreiche Untersuchungen gut belegt.

Applikation: Verabreichung.

Aqua bidestillata: ist ein für medizinische Anwendung zweifach destilliertes Wasser.

Aqua destillata: destilliertes Wasser.

Aqua purificata: gereinigtes Wasser, mittels Ionenaustauscher von Salzionen befreites, gereinigtes Wasser.

Arcana: Bezeichnung der mittelalterlichen Alchimisten und Heilkundler für ein »Allheilmittel«, das als Goldessenz oder Silberessenz hergestellt, verschrieben und eingenommen wurde (siehe auch »Hohe Arkanen«).

Argentum colloidale: alternative Bezeichnung für kolloidales Silberwasser; wird in der klassischen Homöopathie in geringsten Dosen (in D5-Potenz) gegen eine Vielzahl von Krankheiten eingesetzt. Die homöopathischen Präparate, die Silber enthalten, werden als »argentum colloidale« bezeichnet.

Argentum foliatum: Blättchensilber, von Apothekern zur Versilberung von Pillen verwendet.

Argentum metallicum: alternative Bezeichnung für kolloidales Silberwasser; wird in der klassischen Homöopathie in geringsten Dosen (in

D5-Potenz) gegen eine Vielzahl von Krankheiten eingesetzt.

Argentum potabile: kolloidal gelöstes Silber in einer Suspension, die auch als »kolloidales Silberwasser« oder »Silberessenz« bezeichnet wird.

Argentum Research Inc.: ist eine pharmazeutische Firma unter der Leitung von Dr. A. B. Flick, die von der *FDA* zugelassene Silberverbände und Wundverbände entwickelte.

Argyrie: Damit bezeichnet man eine durch unsachgemäßen Gebrauch von Silber in unterschiedlichen Formen (zum Beispiel Silbersalz, Silberstaub, metallisches Silber) verursachte irreversible schiefergraue oder graubläuliche Verfärbung von Haut und Schleimhäuten.

Argyrie, leichte: Wenn Menschen dauerhaft den Einwirkungen von Silber ausgesetzt sind, zum Beispiel die Bergleute in den Silberminen oder die temporären Benutzer von Silberbestecken, kann es durch den Dauergebrauch zu einer Argyrie in leichter, abgeminderter Form kommen, die auch mit Grauverfärbungen der Haut einhergehen kann.

Argyrie, schwere: Durch die länger andauernde orale oder topikale (örtliche, äußere) Einnahme von Silberpräparaten kann es nach Aussagen der Schulmedizin zu einem irreversiblen Phänomen kommen, das als »Argyrie« bezeichnet wird. Argyrie ist eine schwere und nicht behandelbare schiefergraue Verfärbung der Schleimhäute und der Haut und wird verursacht durch die Einlagerung von Silbersalz in den Organen des menschlichen Körpers, wodurch es – wie erwähnt – zu schweren Organ- und Hautschäden kommen kann. Ob nicht nur die in bestimmten Silberlösungen enthaltenen toxischen Silbersalze, sondern auch die in kolloidalem Silberwasser enthaltenen Silberionen und Silberradikale eine schwere Argyrie verursachen können, ist leider noch nicht durch randomisierte klinische Studien nachgewiesen worden.

Argyrie und »Blue Man«: In den 1890er-Jahren trat im amerikanischen Zirkus *Barnum & Bailey* ein Artist auf, der durch die jahrelange Arbeit in einer Silbermine am ganzen Körper eine intensiv blaue Farbe angenommen hatte, also ein klassischer Argyriker war. Der »Blue Man« galt als monströse Kuriosität und starb Anfang der 1920er-Jahre.

Argyrie-Warnung der *FDA*: Weil nicht alle der vor 1938 zugelassenen Silberpräparate aus *true colloidal silver*, sondern manche aus chemisch erzeugtem Silber hergestellt worden waren, wobei die Größe der Silberpartikel, die Wirksamkeit des Silberkolloids und die Toxizität von Präparat zu Präparat stark schwankten, stufte die *FDA* bestimmte Silberpräparate mit stark ätzenden Konzentrationen als »not safe«, als »nicht sicher«, ein und warnte die Anwender vor dem Auftreten von Nebenwirkungen, insbesondere vor der Argyrie, wobei in den Statements der *FDA* nicht dezidiert zum Ausdruck kam, dass nicht das »kolloidale Silber«, sondern Silbernitratpräparate von der Warnung betroffen waren.

Arzneimittelgesetz (AMG): regelt in Deutschland die Definition und Zulassung von Arzneimitteln.

Association for the Advanced Colloidal Research (AACR): amerikanische Gesellschaft zur Erforschung der Kolloide.

Assoziationskolloid: Wenn grenzaktive Substanzen, zum Beispiel Tenside, in einem Lösungsmittel aggregieren, entsteht ein Assoziationskolloid, auch als »Mizelle« bezeichnet.

Aufbewahrung von kSw: Fachgerecht hergestelltes kolloidales Wasser kann nach Angaben der Hersteller bei sachgerechter trockener, aber kühler und lichtgeschützter Lagerung in dunklen Glasflaschen etwa drei bis fünf Monate lagern. Zu beachten ist, dass die elektrische Ladung der positiv geladenen Silberionen im Laufe der Zeit abbaut bzw. nachlässt. Kolloidales Wasser sollte nicht im Kühlschrank aufbewahrt werden, auch nicht in Kunststoff- oder Metallbehältern oder in der Nähe von elektrischen Geräten.

Ausleitung von Quecksilber: Die Wissenschaft weiß, dass Silber aus dem menschlichen Körper nur deswegen ausgeleitet werden kann, weil es das in den menschlichen Organismus gelangte giftige Quecksilber neutralisiert. Die Menschen werden im Alltag – meistens ohne dass sie es bemerken – mit Quecksilber in den verschiedensten Erscheinungsformen konfrontiert und nehmen es in geringen Mengen zu sich.

Dieses okkulte Quecksilber wird vom Silber aus dem menschlichen Körper ausgeleitet. In der Zahnheilkunde wird die Fähigkeit des Silbers, Quecksilber zu binden, damit es nicht in den menschlichen

Organismus gelangt, genutzt, denn das im verwendeten Amalgam enthaltene toxische Quecksilber wird durch das Silber im Amalgam gebunden.

Ausschlusshinweis: Kolloidales Silberwasser ist nach Maßgabe von alternativen Ärzten nicht gleichzeitig mit Vitamin C einzunehmen, da das zu bestimmten Reaktionen im Körper führen kann. Zwischen der Einnahme von kolloidalem Silberwasser (auf nüchternen Magen einzunehmen) und dem Konsum von Vitamin C sollte einige Zeit liegen und vorher sollte man etwas Nahrung zu sich genommen haben.

Autoaggressionserkrankungen: sind körperliche Störungen, durch die sich das menschliche Immunsystem autoaggressiv, also von selbst, gegen den eigenen Körper richtet.

Autoimmunerkrankung: Dabei kommt es zur Bildung von Antikörpern gegen eigene Proteine (Eiweiße) und zu einer Abwehrreaktion (immunologische Reaktion) gegen körpereigene Strukturen.

Ayurveda und kS: In der traditionellen indischen Ayurveda-Medizin werden seit Jahrhunderten speziell aufbereitete Metalle und Metalloxide für therapeutische Zwecke eingesetzt. Die Ayurveda-Mediziner schreiben dem Silber kühlende Eigenschaften zu, die auf Geist, Seele und Körper positiv und beruhigend einwirken sollen. Obgleich ionisches Silber, auch als Silberwasser, nach Auffassung der Ayurveda-Ärzte den gesamten Körper und das Immunsystem stärken soll, hat kolloidales Silber in der Ayurveda-Medizin noch keinen Eingang gefunden. Silber wird in der Ayurveda-Medizin in flüssiger Form als Tonic oder Elixier verschrieben, um dem Körper neue Energien zuzuführen. Eine wissenschaftliche Erklärung oder ein Nachweis, warum und wie diese Silberelixiere wirken, liegt nicht vor.

B

Bakterien: sind einzellige Kleinlebewesen, die sich durch Teilung vermehren, sie benötigen keinen Wirtsorganismus.

Bakterien mit Silberempfindlichkeit: In Versuchen wurde festgestellt, dass eine Reihe von humanpathogenen Bakterien über eine gewisse Silberempfindlichkeit verfügten, wobei die Forscher nicht nur »gram+« sondern auch »gram-« feststellten.

Beschleuniger im kS: sind Salze, die bei der Herstellung von kolloidalem Silberwasser von bestimmten Herstellern dem entmineralisierten destillierten Wasser zugegeben werden, um den elektrolytischen Prozess zu beschleunigen. Das ist unverantwortlich, weil die Lösung der Salze im destillierten Wasser durch die Elektrolyse zur Bildung von Silbersalz führt, das wiederum – unter bestimmten Umständen – zur Ausbildung der irreversiblen Argyrie, der Grauverfärbung der Haut und der Schleimhäute, führen kann. Diese Elektrolyse wird durch die Silbergeneratoren bewirkt, bei denen ein Gleichstrom (Gleichspannung), manchmal aber auch ein pulsierender Wechselstrom an die Elektroden (Silberstäbe) gelegt wird, um kolloidales Silber zu erzeugen.

Bezugsquellen von kolloidalem Silber: In Deutschland dürfen nach dem AMG (Arzneimittelgesetz) nur autorisierte Personen und Institutionen das zulassungspflichtige Heilmittel »kolloidales Silber« gewerbsmäßig herstellen, vertreiben und (als Ärzte, Tierärzte und Heilpraktiker) anwenden. Kolloidales Silber wird in Apotheken, tierärztlichen Labors und Pharmaunternehmen rezepturmäßig hergestellt und vertrieben. Für den Eigenverbrauch ist die private Eigenherstellung erlaubt, die von dem privaten Hersteller und Anwender mit handelsüblichen Silbergeneratoren durchgeführt werden kann, wobei auf die zulässige Silberkonzentration und die Einsatzzeit des kolloidalen Silbers geachtet werden sollte.

BgVV: Abkürzung für »Bundesinstitut für gesundheitlichen Verbraucherschutz und Veterinärmedizin«.

Bioenergetischer Fluss und kS: Es gibt esoterisch ausgerichtete Forscher, die von dem Phänomen, dass kolloidales Silber durch die Erhöhung der elektrischen Leitfähigkeit die Kommunikation der Zellen untereinander verbessert, überzeugt sind, ohne dass randomisierte Studien über die Affinität von Silberkolloiden und dem bioenergetischen Fluss im menschlichen Körper vorliegen.

Blockade des bioenergetischen Flusses und kS: Es gibt esoterisch ausgerichtete Forscher, die von der These überzeugt sind, dass jede Störung, jede Erkrankung des menschlichen Körpers auf den bioenergetischen Fluss der Energie in Form einer Blockade einwirkt. Kolloidales Silber soll – so die Forscher – in einer bestimmten Konzentration bewirken, dass nicht nur die Blockade des Energieflusses aufgelöst, sondern zusätzlich die Energieströme ausgerichtet und ins Lot gebracht werden, damit der körpereigene Heilungsprozess einsetzen kann.

Blauflaschen: Bezeichnung für blaugefärbte Spezialglasflaschen, die der Aufbewahrung von kolloidalem Silberwasser dienen.

Borreliose: auch als »Lyme-Krankheit« oder »Borreliose-Krankheit« bezeichnet, ist eine durch Zeckenbiss übertragene schwere Infektionserkrankung, die in der Alternativmedizin mit kolloidalem Silberwasser behandelt wird.

Bredig-Apparat: Der Chemiker Georg Bredig entwickelte in seinem Heidelberger Labor eine Versuchsanordnung zur Herstellung von kolloidalem Silber, indem er ein Gefäß mit eisgekühltem Wasser füllte, zwei zwei bis drei mm dicke Silberstäbe als Elektroden mit einem Spitzenabstand von zwei bis drei mm im Wasser versenkte und für eine bestimmte Dauer einen Strom von ca. 100 Volt und vier bis zehn Ampere durch die Elektroden sandte. An der Spitze der Silberelektroden bildete sich ein grüner Lichtbogen, wobei das kolloidale Silber wolkenförmig dispergierte. Diesen Vorgang nannte man später »Bredig-Prozess«.

Bredig-Apparat und Silbergenerator: Der Unterschied zwischen beiden Silbererzeugern liegt darin: Der Bredig-Apparat verwendet Hochspannung (100 Volt) und Starkstrom (vier bis zehn Ampere). Der Silbergenerator verwendet Niedrigspannung (27 bis 41 Volt) und Schwachstrom (ein bis 30 Milliampere). Der Bredig-Apparat erzeugt Silber durch einen elektrischen Lichtbogen und durch mechanische Ablösung von elementarem Silber und schwachem Silberoxid. Der Silbergenerator erzeugt Silber durch Elektrolyse mit der Bildung von Silberionen und metallischem Silber. Der Bredig-Apparat kann Silbermengen von ein bis 1.000 Gramm erzeugen. Der Silbergenerator kann Silbermengen bis zu drei bis fünf Milligramm herstellen.

Bredig-Prozess: Das ist ein Vorgang, in dem Silber durch eine elektrische Ladung, die bogenförmig über zwei im Wasser befindliche Elektroden fließt, in seine atomaren Bestandteile (Größen) zerlegt wird. Das führt dazu, dass durch zwei im destillierten Wasser befindliche Silberelektroden ein elektrischer Strom von einer bestimmten Spannung und Stärke gesandt wird, der bewirkt, dass aus den Silberelektroden kleine Silberpartikel ausgefällt werden und sich im kolloidalen Silberwasser als Silberkolloid niederschlagen. Es entsteht durch den Bredig-Prozess eine reine Silberlösung, die zuerst so klar wie Wasser ist, jedoch durch die Oxigene zunächst eine goldgelbe und im Endstadium des Prozesses sogar eine dunkelbraune Farbe entwickeln kann. Wird ein Lichtstrahl auf das Silberwasser projiziert, färbt sich das Silberwasser schwarz.

Bredig-Verfahren: ist eine Methode zur Herstellung von kolloidalem Silber, indem ein elektrischer Lichtbogen Silbermengen von ein bis 1.000 Gramm erzeugt. Dazu wird der so genannte Bredig-Apparat verwendet, der Vorgang der Silbererzeugung wird »Bredig-Prozess« genannt.

Brownsche Bewegung: Die so genannte Brownsche Bewegung oder auch Brownsche Molekularbewegung bewirkt durch die elektrische Aufladung der Silberpartikel eine permanente Bewegung der Moleküle. Sie ist somit für das Schweben der Kolloide im destillierten Wasser und für die ständige Abstoßbewegung der Kolloide verantwortlich. Sie tritt nur bei Partikeln auf, die kleiner sind als einen Mikrometer und entsteht durch die Bewegungen der kolloidalen Silberpartikel im so genannten kollektiven magnetischen Feld des behandelten Organismus.

Die Einwirkungen der »Brownschen Bewegung« auf den Organismus sind folgende: Die Mikrokolloide im Silberwasser werden negativ aufgeladen. Diese negative Ladung entsteht durch die frequenzbedingte elektrische Polarisierung.

Diese bioelektrischen Eigenschaften des Silberwassers wirken sich vielfältig und positiv auf den menschlichen und tierischen Organismus aus, so die Befürworter von kSw.

Bundesamt für Verbraucherschutz und Lebensmittelsicherheit (BVL) und **Bundesinstitut für gesundheitlichen Verbraucherschutz und Veterinärmedizin (BgVV)**: deutsche Institutionen, die sich ähnlich wie die US-*FDA* oder die Österreichische Agentur für Gesundheit und Ernährung mit dem Ausarbeiten von Schutzvorschriften und dem Überwachen der Ausführung beschäftigen und zuständig für die Zulassung von bestimmten Präparaten, Beimengungen und Stoffen sind.

C

Candida albicans: Pilzart der Gattung Candida; Hefepilz, der sich in Körperfalten, Nagelfalzen und Schleimhäuten einnistet.

ChemG: Abkürzung für »Chemikaliengesetz«.

Chemie des Kolloids: Der Wissenschaftler Richard Zsigmondy untersuchte in den 1920er-Jahren die Chemie des Kolloids und stellte bahnbrechende Überlegungen über die Eigenschaften der Kolloide auf.

Chemie des Silbers: Silber, lat. *argentum,* chemisches Symbol »Ag«, ist ein Edelmetall, ein Element aus der 1. Nebengruppe des Periodensystems mit der Ordnungszahl 47. Reines Silber ist ein weißglänzendes, weiches, verformbares und dehnbares Metall. Von allen Metallen leitet Silber Wärme und Elektrizität am besten; Silber ist als Edelmetall nicht sehr reaktiv und daher auch an der Luft beständig. Durch seine speziellen Edelmetallgitter geht Silber Verbindungen mit starken Säuren ein; die Silberhalogenide sind schwer löslich.

Chemisch hergestelltes kolloidales Silber: ist im Gegensatz zum *true colloidal silver* (also dem wahren, echten kolloidalen Silber, das elektrolytisch und ohne Stabilisatoren und Beschleuniger hergestellt wird) ein Silber mit stark wirkenden, aber auch ätzenden Eigenschaften, das aufgrund der vorhandenen Silbersalzkonzentrationen und der damit verbundenen Nebenwirkungen (Argyrie) nach den heutigen Erkenntnissen nicht für eine alternative Silbertherapie geeignet ist, sondern vorrangig in den 1920er- und 1930er-Jahren medizinisch eingesetzt wurde. Chemisch hergestelltes kolloidales Silber wurde um 1912 erfunden. Eine chemisch hergestellte Silberlösung ist ätzend und verfügt über einen pH-Wert von 4,4 bis 5,5, während kolloidales Silber ohne Stabilisatoren oder Beschleuniger als *true colloidal silver* einen pH-Wert von 6,5 hat.

Chrysiasis: ist eine irreversible Verfärbung, die ähnlich wie die Silberargyrie im Bereich der Haut auftritt.

Cluster: sind Ansammlungen (Zusammenballungen, Anhäufungen) von winzigen (kleinen) Teilchen eines Kolloids, die eine Größe von bis zu 50.000 Atomen besitzen.

Clustergröße: Durch eine bestimmte Energieabgabe des Silbergenerators an die Silberelektroden (Silberstäbe) wird die von den Herstellern geforderte Clustergröße von fünf bis 15 Atomen bzw. Ionen pro Silberpartikel erreicht.

»Collosol Argentum«, »Collosol Ferrum«, »Collosol Hydargyrum«: Markennamen kolloidaler Silberpräparate der *Crookes' Laboratories* in den angloamerikanischen Ländern (pharmazeutische Fabrik in England, die sich schwerpunktmäßig mit der Entwicklung und Herstellung von kolloidalen Silberpräparaten befasste).

Credé-Prophylaxe: Ab dem Jahr 1881 führte der deutsche Gynäkologe und Geburtshelfer Dr. Carl Sigmund Franz Credé (1819–1892) die Applikation einer 0,5-prozentigen Silbernitratlösung auf die Augen von Neugeborenen ein, um damals grassierende Krankheiten wie den durch Gonokokken von der Mutter auf das Kind übertragenen Augentripper und die durch Chlamydien verursachte Bindehautentzündung zu verhindern.

Crookes, Henry: englischer Pharmaproduzent und Inhaber der *Crookes' Laboratories,* der kolloidale Silberpräparate unter dem Markennamen »Collosol« entwickelte und vertrieb. Dr. Crookes war der festen Überzeugung, dass bestimmte Metalle, wenn sie sich in einem kolloidalen Zustand befänden, eine hohe keimtötende Wirkung aufwiesen, aber für den Anwender harmlos seien. Diese kolloidalen metallischen Lösungen sollten nach dem Willen von Dr. Crookes in höheren Dosierungen angewendet werden, um bessere Heilungsresultate bei vielen Krankheiten zu erreichen. Darauf begann Dr. Crookes, in seiner pharmazeutischen Fabrik vorrangig kolloidale Silberpräparate herzustellen, ohne dezidiert und warnend auf die Gefahren der Argyrie hinzuweisen.

D

Datenlage zum kS: Gegner des kS aus der schulmedizinischen Ecke behaupten, es gebe keine gesicherte Datenlage zum kS, insbesondere über die Wirksamkeit lägen – im Gegensatz zu den Nebenwirkungen – keine randomisierten klinischen Studien vor. Die Befürworter von kS behaupten genau das Gegenteil und verweisen auf diverse positive Studien von angloamerikanischen Ärzten, Labors und Kliniken.

Definition von kS: Ein Silberatom mit einer positiven Ladung ergibt $Ag^{+}1$.

Definition von kSw: Wissenschaftlich spricht man von einem kolloidalen System, wenn drei Bedingungen erfüllt sind: 1. Es müssen unterschiedliche Bestandteile vorliegen, beim kolloidalen Silberwasser also Silber und destilliertes Wasser. 2. Die Bestandteile müssen unterschiedlichen Aggregatzuständen angehören, zum Beispiel flüssig/fest oder gasförmig/flüssig. 3. Die Partikel dürfen nicht löslich sein.

Kolloide: kleinste Teilchen, in die Materie ohne den Verlust ihrer spezifischen Eigenschaften zerlegt werden kann.

Silberkolloide: bieten von allen Kolloiden wegen des Silbers die beste Stromleitung.

Atome: Jedes Kolloid enthält 15 Atome.

Partikel: tragen eine positive elektrische Ladung in sich und schweben im destillierten Wasser.

Schwebezustand der Partikel: wird verursacht durch das Abstoßen gleicher elektrischer positiver Ladungen.

Wirksame Oberfläche: wird durch die Zerkleinerung der kleinsten Teilchen auf ein Vielfaches vergrößert und dadurch wirksamer.

Verlust der Wirksamkeit: wird begünstigt durch Lichteinfluss und lange Aufbewahrungszeit.

Destilliertes Wasser: Ein reines Silberkolloid kann nur aus reinem, das heißt entmineralisiertem destilliertem Wasser hergestellt werden. Es sollte nach den Forderungen der Hersteller von Silbergeneratoren kein nur entionisiertes Wasser, sondern idealerweise dampfdestilliertes Wasser (Aqua destillata) verwendet werden, wobei keine Salze zugegeben werden sollten. Es besteht dadurch die Gefahr der Bildung von Silberchlorid, das eine der Ursachen der irreversiblen »Argyrie« sein soll.

Dichte des Silbers: Die Dichte des Silbers in Silbermineralien gibt Aufschluss über den Silbergehalt. Bei Dichten von 7,22 bis 9,74 enthalten die Silbermineralien bis zu 87,06 Prozent Silber.

Dispersionen, Bezeichnungen: Die Dispersionen von Stoffen in einem gasförmigen Medium werden als »Aerosole« bezeichnet, die aus flüssigen oder festen Teilchen bestehen.

- Die Dispersionen von zwei Flüssigkeiten in anderen Flüssigkeiten, die nicht miteinander mischbar sind, werden als »Emulsionen« bezeichnet.

- Die Dispersionen von mehr als zwei Flüssigkeiten in anderen Flüssigkeiten (multiple Kolloide, die nicht miteinander mischbar sind) werden als »multiple Emulsionen« bezeichnet.
- Die Dispersionen kleinster fester Teile in einem flüssigen Medium werden als »Sole« bezeichnet.
- Die Dispersionen kleinster fester Teile in einem flüssigen Medium werden auch als »kolloidale Suspension« bezeichnet. Hierzu zählt auch das kolloidale Silber.
- Die Dispersionen aus grenzaktiven Substanzen, die in einem Lösungsmittel aggregieren, werden als »Assoziationskolloid« oder »Mizelle« bezeichnet.
- Die Dispersionen von Feststoffen in Feststoffen werden als »feste Dispersionen« bezeichnet.

Dispersionskolloide: sind Kolloide als feinst verteilte Teilchen in einer kolloidalen Flüssigkeit.

Dispersionsmedium: ist eine kolloide Flüssigkeit, in der sich Kolloide als feinst verteilte Teilchen befinden. Ein Dispersionsmedium kann aus fest, flüssig oder gasförmig sein.

Dispersionsmittel: sind Flüssigkeiten, zum Beispiel Wasser.

Dissertation von Nikolay Stefanow Plachkov: *Bakterizid-Ausrüstung von Kunststoffen mittels Silber- und Silberlegierungs-Nanopartikeln.* Dissertation zur Erlangung des Grades des Doktors der Naturwissenschaften der Naturwissenschaftlich-Technischen Fakultät III der Universität des Saarlandes. Saarbrücken, 2006.

Dog Studies: Studien über eine Reihe von In-vivo-Experimenten mit Silberproteinen an Hunden, wobei die Silberkonzentrationen der Injektionen bis hin zu tödlichen (letalen) Dosen Silberprotein erhöht wurden.

Dosierung von kS: Es gibt keine medizinisch festgelegten Dosierungen von kS, sondern nur Dosierungsempfehlungen.

E

Eingebettetes Silber: In Wundauflagen und Verbände werden Silberfäden eingewirkt (eingebettet), die kontinuierlich Silberionen und Silberradikale abgeben und dadurch eine antibakterielle Wirkung auf die Wunden (über die Haut) auslösen.

Einnahme von kS: Kolloidales Silberwasser kann auf verschiedenen Wegen eingenommen werden. 1. oral: durch den Mund. 2. sublingual: durch den Mund mit Zwischenablagerung unter der Zunge. 3. kutan: über die Haut. 4. subkutan: durch Injektionen unter die Haut. 5. rektal: durch den Darm. 6. vaginal: durch die Vagina. 7. topikal: auf den Anwendungsort bezogen.

Einwirkung des Silbers auf Bakterien: Silber kann nach Aussage der Experten nur als Ag^{+}Ion auf Bakterien einwirken. Das funktioniert wie folgt: Ag und Ionen binden sich an die äußere Bakterienzellwand und zerstören sie. Silberionen schleusen sich in die DNS des Zellkerns ein, hemmen die Zellteilung und beeinträchtigen somit die normale Zellfunktion; dadurch sterben die Bakterien ab.

Electrargol: Elektrisch hergestelltes kolloidales Silber wurde im Jahre 1912 erstmals unter dem Markennamen »Electrocargol« hergestellt und vertrieben. Ist nach der Meinung vieler kS-Forscher das einzige Silberpräparat, das ähnliche Eigenschaften besaß wie die heute elektrolytisch hergestellten kolloidalen Silberpräparate.

Elektrodenabscheidungen: An den beiden stromführenden Elektroden des Silbergenerators finden elektrolytische Reaktionen statt. Die negative Silberelektrode, die Kathode (Minuspol), sondert Wasserstoff ab. Die positive Silberelektrode, die Anode (Pluspol), sondert Chlor ab.

Elektrolyse: ist ein elektrochemischer Vorgang und erzeugt Stoffe, die in wässriger Lösung in geladene Teilchen zerfallen (zum Beispiel Natrium, Kalium).

Elektrolysegerät: ist eine Bezeichnung für den Silbergenerator, der auch unter der Bezeichnung »Silber Pulser« vertrieben wird.

Elektrolytischer Prozess: bezeichnet den elektrochemischen Vorgang der Herstellung von kolloidalem Silber, indem ein Silbergenerator Strom erzeugt, dieser über zwei in destilliertem Wasser eingetauchte Silberelektroden fließt und von den Silberelektroden kleinste Silberpartikel ablöst, die sich dann in der Silberdispersion des kolloidalen Silberwassers in einem Schwebezustand halten.

Emulsionen: sind Dispersionen einer Flüssigkeit in einer anderen Flüssigkeit, die miteinander nicht mischbar sind.

Enzyme: Eiweißstoffe (Proteine) des Organismus, die für alle Stoffwechselvorgänge nötig sind. Zum Beispiel werden Verdauungsenzyme von der Bauchspeicheldrüse produziert und freigesetzt und spalten die mit der Nahrung aufgenommenen Fette, Zucker und Proteine.

EPA: Abkürzung für den Namen der amerikanischen Umweltschutzbehörde *Environment Protection Agency,* die in ihren Richtlinien unter anderem den Silbergehalt in Nahrungsmitteln als »Reference Dose« (RFD) festlegt.

EPA-Studie: Die *EPA (Environment Protection Agency)* hat eine Studie durchgeführt und setzt eine empfohlene tägliche Silberdosis von 350 Mikrogramm für einen Erwachsenen mit einem Körpergewicht von 70 Kilogramm fest, wobei das Silber in fester oder flüssiger Form, in Lebensmitteln oder Flüssigkeiten oder Medikamenten eingenommen werden kann.

- Die *EPA* beziffert die kritische Tagesdosis an kolloidalem Silber für einen Erwachsenen mit einem Körpergewicht von 70 Kilogramm auf 1,09 Milligramm (mg).
- Die *EPA* empfiehlt ein Limit an Silber in Trinkwasser von 0,1 Milligramm (mg) per Liter, das entspricht 0,1 ppm.
- Ein Erwachsener mit einem durchschnittlichen Körpergewicht von 70 Kilogramm nimmt täglich etwa 90 Mikrogramm Silber mit seiner Nahrung zu sich.

Erreger, antibiotika-resistente: Das sind pathogene Erregerstämme, die gegen die üblichen Antibiotika nahezu resistent, das heißt unempfindlich geworden sind und auf sie nicht mehr reagieren.

Erreger, pathogene: Viren, Bakterien, Pilze und Parasiten sind die Verursacher von vielfältigen körperlichen Krankheiten und Beschwerden.

Experimentierwasser: Tarnbezeichnung des Handels (Camouflagename) für kolloidales Silberwasser, das als zulassungspflichtiges Heilmittel der Zulassung gemäß Arzneimittelgesetz (AMG) unterliegt.

F

FDA: Kurzbezeichnung für die amerikanische Arzneimittelbehörde *Food and Drug Administration.*

FDA-Erlass 1991: Dem kolloidalen Silber wurde von der *FDA* die vor 1938 erteilte Herstellungszulassung und Vertriebsgenehmigung als

Arzneimittel entzogen, jedoch wurde kolloidales Silber als diätetisches Nahrungsergänzungsmittel weiterhin zugelassen.

FDA-kS-Erlass: Über 53 Jahre nach dem *Pre-1938-Drug Act* bestätigte die *FDA* am 13. September 1991 in einem »pre-drug-act«, dass kolloidales Silber unter bestimmten Auflagen weiterhin gehandelt und vermarktet werden dürfe, wenn es bereits vor 1938 als »over-the-counter«-Mittel für den Handel und Vertrieb zugelassen war.

Fertigarzneimittel: sind zulassungspflichtige Arzneimittel, die gemäß Arzneimittelgesetz nur von Firmen und Ärzten mit behördlicher Zulassung hergestellt werden dürfen. Kolloidales Silber zählt zu den zulassungspflichtigen Fertigarzneimitteln, hat in Deutschland jedoch keine Zulassung als Heilmittel.

Flüssigkristalle: Wenn grenzaktive Substanzen, zum Beispiel Tenside, in einem Lösungsmittel aggregieren und geordnete Strukturen ausbilden, entstehen Flüssigkristalle.

Fungizid: Wirkungsweise der Antimykotika; Pilze werden direkt abgetötet.

Fungizide Wirkung von kS: Die Befürworter von kolloidalem Silber sprechen diesem die Fähigkeit zu, einzellige Krankheitskeime wie Pilze abzutöten.

Fungizider Wirkstoff: ist in einem bestimmten medikamentösen Heilmittel enthalten, das auf pathogene Krankheitserreger (Pilze) einwirkt und zum Beispiel Pilzbefall zum Abklingen bringt.

G

Ganzheitliche Therapie: auch »holistische Therapie« genannt, bündelt eine Reihe von Therapieansätzen aus der Alternativmedizin.

Generatorenspannung: Die Silbergeneratoren arbeiten – je nach Arbeitsprinzip und Hersteller – mit Gleichstrom oder mit Wechselstrom. Die verwendete Spannung reicht von 24 bis 48 Volt.

Geregelte Silbergeneratoren: Werden elektronisch so geregelt, dass der Strom infolge des ständigen Wechsels der Polaritäten nicht zu stark wird und den Elektrolyseprozess und den gewünschten ppm-Wert nicht gefährdet.

Gewebsbildung und kolloidales Silber: Einige biomedizinische Forscher, zum Beispiel der US-amerikanische Dr. Robert O. Becker, vertreten die Auffassung, dass kolloidales Silber nicht nur als Antibiotikum und Antibakterium bei vielen durch humanpathogene Mikroorganismen wie Viren, Bakterien, Pilze und Parasiten verursachte Krankheiten wirkt, sondern auch, zum Beispiel bei Brandwunden, durch einen speziellen – im kolloidalen Silber immanent wirkenden – Heilstimulus die Regenerierung und Neubildung von zerstörtem Körper- und Knochengewebe bewirke.

Gewinnung von Silber: Silber wird aus silberhaltigen Erzen seit Jahrtausenden durch Abbau in Minen gewonnen. Im Mittelalter auch in Europa, wobei die Schwerpunkte des Silbererzabbaus heute in Südamerika und Nordamerika liegen. Durch Recycling von silberhaltigen Abfällen in flüssiger und fester Form wird in der heutigen Zeit eine nicht unbeträchtliche Menge an Silber zurückgewonnen.

Goldgelbe Farbe von kSw: Die goldgelbe Farbe des frisch hergestellten kolloidalen Silberwassers gibt dem Augenschein nach Auskunft darüber, ob das kolloidale Silberwasser gut gelungen ist. Tatsächlich gibt die goldgelbe Färbung des kolloidalen Silberwassers Auskunft über die Größe der Silberpartikel. Der Grund: Große Silberpartikel verursachen eine bestimmte Lichtstreuung, welche die Farbveränderung ins Goldgelbe bewirkt. Wobei eine leichte goldgelbe Färbung kurz nach der Herstellung des Silberwassers toleriert wird.

Gramnegative Bakterien: sind nach dem dänischen Bakteriologen Gram benannte Bakterien, die sich nach dem Gramschen Färbungsverfahren dunkelgrau färben. Kolloidales Silber vernichtet diese speziellen Bakterien.

Grandfather Clause: Die *FDA* verwies im Zusammenhang mit der Herstellung von Silberprodukten auf die so genannte Großvater-Klausel *(Grandfather Clause)* aus dem Jahre 1938, in der die *FDA* von den Herstellern und Vertreibern von Silberpräparaten den Nachweis forderte, dass ihre Präparate nach den Rezepten vor 1938 hergestellt und vertrieben wurden.

Größenordnungen in der Silbermedizin: Die wichtigsten Größenordnungen in der Silbermedizin beziehen sich auf folgende Objekte, gestaffelt nach der Größe:

1 Silberion (Ag^+) entspricht:	0,115 nm (Nanometern)
1 Silberatom entspricht:	0,175 nm (Nanometern)

15 kolloidale Silberatome entsprechen: 1,00–5,00 nm (Nanometern)
1 Virus entspricht: 20–300 nm (Nanometern)
1 Bakterie entspricht: 200–80.000 nm (Nanometern)
Hinweise auf die Partikelgröße:
In Lösungen ist die Partikelgröße kleiner als 1,00 Nanometer.
In Dispersionen liegt die Partikelgröße zwischen 1,00 und 1.000 Nanometern.
In Suspensionen ist die Partikelgröße größer als 1.000 Nanometer.

H

Heilaussagen/Heilversprechen über kS: sind in Deutschland, Österreich und der Schweiz in der Werbung per Gesetz verboten.

Heilmittelgesetz: regelt in der Schweiz die Zulassung von Heilmitteln.

Heilmittelwerbegesetz (HWG): regelt in Deutschland und Österreich die zulässige und unzulässige Werbung für Heilmittel.

Heilstimulus von kS: Bioforscher wie der amerikanische Physiker Dr. Robert C. Beck stellten die Behauptung auf, dass die Einnahme von kolloidalem Silberwasser einen tief greifenden Heilstimulus für die Haut und andere zarte Gewebe bewirke und eine neue Art des Zellwachstums fördere.

H.E.L.P. ful NEWS: ist ein US-amerikanischer Informationsdienst, der periodisch Informationen über kS, kSw (Behandlungen, Neuentwicklungen, Gesetzeslagen, Gesetzestexte etc.) veröffentlicht.

Herkunft der Bezeichnung »Silber«: Die Wurzeln liegen im Griechischen (*argyron* = licht-glänzend), im Lateinischen *(argentum)*. Aus dem althochdeutschen Wort »Silabar« entwickelte sich das Wort »Silber«.

Herstellungsverfahren von kS: Kolloidales Silber wurde und wird in verschiedenen Herstellungsverfahren produziert.

- Mechanische Silberherstellung: Das Silber wird zermahlen, es entstehen grobe Silberpartikel.
- Chemische Silberherstellung: Unter Umwandlung von Silbersalz in Silbernitrat wird Silber hergestellt, wobei Silberpräparate mit bis zu 30 Prozent Silberanteil produziert wurden.
- Elektrische Silberherstellung: Durch ein spezielles Lichtbogenverfahren *(electric arc)* wird Silber zwischen zwei Elektroden ausgefällt.

- Elektrolytische Silberherstellung: Hier kommt es zwischen zwei Silberelektroden, die in destilliertes Wasser eingetaucht sind, zu Absonderungen von Silberpartikeln.

Herxheimer-Reaktion und kS: auch als »Jarisch-Herxheimer-Reaktion« bekannt; ruft im mit kolloidalem Silber behandelten Organismus bestimmte Reaktionen wie Fieber, grippeähnliche Symptome, Müdigkeit, Zerschlagenheit hervor. Treten diese Symptome auf, sollte die Behandlung mit kolloidalem Silber vorübergehend ausgesetzt werden. Die Jarisch-Herxheimer-Reaktion wurde nach den beiden Ärzten Adolf Jarisch (1850–1902) und Karl Herxheimer (1861–1944) benannt. Ob sich diese »Herxheimer-Reaktion« auch nach der Einnahme von kolloidalem Silber einstellt, ist durch das Fehlen von randomisierten wissenschaftlichen Studien noch nicht belegt.

Hippokrates: griechischer Arzt (460–377 v. Chr.), der nicht nur durch den »Hippokratischen Eid« die moralisch-ethischen Grundlagen des Ärztestandes festlegte, sondern auch über die Wirkung von Silber in der Medizin schrieb.

Homöopathische Präparate und kS: Seit einigen Jahren sind eine Reihe von homöopathischen, medizinisch einsetzbaren Präparaten auf dem Markt, die Silber in potenzierter Form enthalten.

Human: »menschlich«, den Menschen betreffend, vom Menschen stammend.

Humanpathogene Keime: sind die krank machenden (pathogenen) Mikroorganismen im menschlichen Körper: Viren, Bakterien, Pilze und Parasiten, denen in der Alternativmedizin mit kolloidalem Silber zu Leibe gerückt wird.

Hunza-Wasser: Tarnbezeichnung des Handels (Camouflagename) für kolloidales Silberwasser, welches als zulassungspflichtiges Heilmittel der Zulassung gemäß Arzneimittelgesetz (AMG) unterliegt. Das Hunza-Wasser entspricht eher destilliertem Wasser als Quell- oder Brunnenwasser. Angeblich soll im Hunza-Fluss gewonnenes Hunza-Wasser mit nur 45 dyn/cm Oberflächenspannung dem Zellgewebswasser im menschlichen Körper entsprechen, wobei normales Leitungswasser ca. 73 dyn/cm enthält. Auch sollen im Hunza-Wasser genau wie im Gewebewasser des menschlichen Körpers überwiegend kristalline Strukturen enthalten sein, die in Form von kleinen, kugelförmigen Mineralkolloiden vorherrschen, die negativ geladen sind. Durch die elektrische Ladung sollen sich – so die ungeprüften Analysen – Wassermoleküle rund um das Mineralkolloid gruppieren, wobei die so generierten Flüssigkristallstrukturen durch die entropische Verringerung des Hunza-Wassers die Oberflächenspannung des Wassers verringern und damit Energie freisetzen.

I

Immunologie: ist die Lehre von der Struktur und den Funktionen des Immunsystems.

Immunsystem: körpereigenes Abwehrsystem mit der Hauptaufgabe: Abwehr und Bekämpfung von körperfremden Substanzen (Krankheitserregern).

Indikation: medizinisch-fachlich allgemein anerkannter Grund (aus der Diagnose) für medizinische Betreuungsmaßnahmen wie medizinische Therapie, stationäre Behandlung, Medikation.

Infektion: Eindringen, Ansteckung, Übertragen von/durch Bakterien, Viren, Pilzen oder Parasiten in den menschlichen Organismus/Körper, wo es zur Vermehrung der pathogenen Keime kommt und das Immunsystem geschwächt wird.

Infektionsbekämpfung mit kS: Die Befürworter von kS empfehlen, Infektionen mit Gaben von kolloidalem Silberwasser zu bekämpfen.

Infektionsprophylaxe mit kS: Die Befürworter von kS empfehlen, Infektionen bereits im Vorfeld, vor der Ansteckung durch humanpathogene Keime (Viren, Bakterien, Pilze, Parasiten), mit Gaben von kolloidalem Silberwasser zu verhindern.

Inhibierende Wirkung von kS: ist eine Wirkung auf bestimmte pathogene Mikroorganismen, die nicht von Dauer, sondern reversibel ist.

Inkubationszeit: Zeitspanne zwischen der Ansteckung und dem Auftreten von Krankheitszeichen.

Innerliche Anwendung von kolloidalem Silber: Über die innerliche Einnahme von kolloidalem Silber in Form von Lösungen und die von den Befürwortern propagierten Wirkungen bei diversen Krankheiten gehen die Meinungen der Experten aus Medizin und Forschung weit auseinander. Kritiker des kolloidalen Silbers behaupten, dass die Wirksamkeit des kolloidalen Silbers noch nicht ausreichend klinisch belegt sei, denn es existierten keine bekannten randomisierten Studien. Die Befürworter des kolloidalen Silbers stellen dagegen die Behauptung auf, dass kolloidales Silber gegen fast alle Krankheiten von Mensch und Tier helfen würde. Auch diese Behauptung über die Wirksamkeit des kolloidalen Silbers ist noch nicht ausreichend klinisch belegt, denn auch hier existieren keine bekannten randomisierten Studien.

International Colloidal Silver Council (ICSC): ist eine halbamtliche Institution, die angeblich eine Zulassung für den medizinischen Einsatz von kolloidalem Silber (oral, rektal, vaginal, intravenös) erteilt hat.

In-vitro-Versuche: im Reagenzglas (in der Petrischale) im Labor beobachtete und durchgeführte wissenschaftliche Experimente.

In-vitro-Versuche und kS: Die Wirkung von kolloidalem Silber und anderen Silberpräparaten wurde in der Hauptsache im Labor getestet, weniger an Menschen und Tieren. In-vitro-Versuche sind Versuche, die unter Laborbedingungen in Petrischalen und Reagenzgläsern stattfinden, um die Wirkung von Silber auf humanpathogene Mikroorganismen nach genau bestimmten Einwirkzeiten zu ergründen und festzuhalten.

In-vitro-Versuche und Silberkationen (Ag^+): In einer Reihe von In-vitro-Versuchen stellten Forscher fest, wie Silberkationen (Ag^+) unter bestimmten Bedingungen (lange Einwirkzeiten und hohe Konzentrationen) auf bestimmte pathogene Mikroorganismen einwirkten und diese durch die desinfizierenden, inhibierenden, bakteriostatischen und bakteriziden Eigenschaften des Silbers beeinflussen konnten, wobei die Versuche ergaben, dass die inaktivierten Erreger wieder virulent werden konnten.

In-vivo-Versuche: am lebenden Objekt (Mensch, Tier) beobachtete und durchgeführte wissenschaftliche Experimente.

Ionator und kS: In der Seeschifffahrt wird Wasser haltbar gemacht, indem man in einem so genannten Ionator Wechselstrom, angelegt an zwei Silberelektroden, durch das Wasser fließen lässt.

Ionen: Mit »Ionen« werden Atome bezeichnet, die entweder keine oder zu viele Elektronen aufweisen. Ionen sind dann negativ geladen, wenn zusätzliche Elektronen vorhanden sind. Ein so genanntes positiv geladenes Kation wird gebildet, wenn ein Elektron fehlt. Das ist bei Silberionen (Ag^+) der Fall. Positiv geladene Silberionen erzeugen in Verbindung mit negativ geladenen Ionen (Chlorionen) oder Nitrat die in der Silbermedizin gefürchteten Silbersalze, die zu einer irreversiblen Argyrie führen können.

Ionenstrecke: Bei angelegtem Gleichstrom bildet sich nach Auffassung von Physikern zwischen den beiden Elektroden des Silbergenerators eine Ladungsstrecke, über die Ionen fließen. Eine so genannte Ionenstrecke ist die Strecke im destillierten Wasser, die eine erhöhte Leitfähigkeit besitzt.

K

Katalysator: Silber wirkt als Katalysator, wobei die Hauptfunktion des Silbers die Strukturierung der Körperflüssigkeit ist; das ist ein Vorgang, wie er auch im kolloidalen Silber zu beobachten ist.

Katalyse: Veränderung einer chemischen Reaktion durch Beteiligung eines Katalysators, hier kolloidales Silber.

Katalytische Anregung: Das in einer Lösung enthaltene kolloidale Silber regt durch katalytische Vorgänge die Abwehrreaktionen des menschlichen Organismus an, ohne jedoch die pathogenen Mikroorganismen direkt zu vernichten.

Katadyn-Verfahren: Es wurde im Jahre 1928 von dem Schweizer Forscher Alexander Krause zur Wasseraufbereitung durch kolloidales Silber entwickelt. Wird bis heute in Wasserfiltern eingesetzt, um unerwünschte Keime abzutöten. Das Katadyn-Silber ist in Apotheken freiverkäuflich.

Kathode: negativ geladene Elektrode.

Kationen: Gelangen nach den Aussagen von einigen Forschern als Silberkationen über die Blutbahn in die Körperzellen, wo sie durch Reaktionen mit Sulfidgruppen (jedoch nicht mit elementarem Schwefel) enzymatische Vorgänge blockieren können. Silberionen (Ag^+) werden – so die Forscher – aufgrund ihres höheren Reoxidationspotenzials im menschlichen Körper zu so genannten nullwertigen Atomclustern (Ag^0) reduziert, deren Größe zwischen einem und 50 nm liegen soll. Dieser Vorgang soll nach Auffassung einiger Forscher dazu führen, dass zwischen dem Element Silber (Ag^+) und den ionischen Sulfidgruppen in Bezug auf die elektrische Ladung und die Größe keine chemische Affinität zustande kommt.

Keratinozyten: sind schwefelhaltige Zellen. Elementares Silber wirkt in bestimmten Konzentrationen auf die Keratinozyten ein und zerstört sie.

KES: Abkürzung für »kolloidales elementares Silber«, das aus einem Kolloid (feste Konsistenz) und Wasser (flüssige Konsistenz) sowie elementarem Feinsilber besteht.

Kinetische Theorie für kolloidale Systeme: von dem Physiker Dr. Marian von Smoluchowski (1872–1917) entwickelt.

Kleinkinder und kS: Bei den in der einschlägigen Literatur empfohlenen Tagesdosen von kolloidalem Silber gelten folgende Einschränkungen: Kleinkinder und Menschen mit sensiblen Reaktionen auf bestimmte Stoffe müssen selbst bei minimalen Dosen von kolloidalem Silber mit körperlichen Störungen rechnen. Der Grund dafür könnte sein, dass bereits ausreichend Silber durch den Verzehr der täglichen Nahrung und des Trinkwassers in den Körper gelangt ist und durch die zusätzliche Verabreichung von kolloidalem Silber eine Überdosierung stattfindet, die gesundheitliche Störungen auslöst.

Kollargol: ist ein medizinisches silberhaltiges Präparat.

Kolloid: Das Wort »Kolloid« stammt vom griechischen *kolla* = Leim und *eidos* = Form, Aussehen. Zustandsform eines Stoffes, die durch eine gleichmäßige Verteilung (Lösung) von Teilchen mit einem Durchmesser von einem bis 1.000 Nanometern in einem Dispersionsmedium (Flüssigkeit oder Gas) gekennzeichnet ist. Ein Kolloid besteht aus einem Cluster (Gruppe, Haufen) von Teilchen mit bis zu 50.000 Atomen oder kleinen Festkörpern, das sind Teilchen mit mehr als 50.000 Atomen, die fein verteilt in einem gasförmigen oder flüssigen Medium vorliegen.

Kolloid im Zusammenhang mit kSw ist eine Flüssigkeit, in der kolloide (auch: kolloidale) Teilchen in ungelöster Form enthalten sind.

Kolloidale Phase: zwischen flüssiger und fester Phase.

Kolloidales Gold: hat eine charakteristische tiefrote Farbe und lässt sich mit handelsüblichen Generatoren, die zur Herstellung von kolloidalem Silber benutzt werden, nicht herstellen.

Kolloidales Silber (kS): Als »kolloidales Silber« werden Zubereitungen bezeichne, die mikroskopisch kleine, nicht sichtbare Teilchen (Partikel) metallischen Silbers in Kolloidform enthalten, also eine Aufschwemmung ungelöster, aber feinstverteilter fester Stoffe (Silber) in einer Flüssigkeit. Die Silberpartikel haben eine Größe von einem bis 1.000 nm (Nanometern).

Kolloidales Silberwasser (kSw): ist eine aus entmineralisiertem Wasser bestehende Flüssigkeit in einem Glasbehälter, durch die über einen bestimmten Zeitraum hindurch ein bestimmter Stromfluss durch Silberelektroden geschickt wird, der auf elektrolytischem Wege Silberionen und Silberpartikel, das eigentliche kolloidale Silber, erzeugt. Die Befürworter von kS behaupten, dass die Silberionen und die Silberpartikel im kolloidalen Silberwasser heilende Wirkung im menschlichen Organismus erzeugen. Die Kritiker von kS behaupten, dass Silberionen, die positiv geladen sind, sich im Magen mit der dort vorhandenen Schwefelsäure zu Silbersalz verbinden und dass dieser Vorgang bei permanenter Einnahme von kolloidalem Silberwasser zu der allseits gefürchteten »Argyrie«, der Grauverfärbung der Haut und der Schleimhäute, führen kann. Dem gegenüber stellten die Befürworter von kS die Behauptung auf, dass die sublinguale Einnahme von kolloidalem Silberwasser, also das orale Einnehmen des kolloidalen Silberwassers mit einer kurzen Verweildauer unter der Zunge, dazu führt, dass die Silberionen über die Schleimhäute im Körper aufgenommen werden, bevor sich diese Silberionen im Magen mit der Schwefelsäure zu Silbersalzen umwandeln können.

Kolloide im kolloidalen Silber: Im kolloidalen Silberwasser befinden sich Kolloidpartikel als kleinste Teilchen in einer Lösung aus destilliertem Wasser, die eine elektrische Ladung in sich tragen und sich durch das permanente Abstoßen in einem Schwebezustand halten. Kolloide sind die zweitkleinsten Teilchen in der Naturphysik, die kleinste Stufe wäre das Atom.

Kolloidosome: Der vor einiger Zeit neu geprägte Terminus technicus »Kolloidosome« beschreibt neue Anwendungsmöglichkeiten von Kolloiden in der Alternativmedizin.

Kolloidpartikel: sind clustergebundene Kolloide oder kleine Festkörper als feinstverteilte Teilchen in einem Dispersionsmedium, zum Beispiel in destilliertem Wasser.

Kombinationsheilmittel: Durch Konzentration von elementarem Silber mit bestimmten Stoffen wurden im europäischen Raum Medikamente zur lokalen antiseptischen Wundbehandlung entwickelt, die durch ihre hohe Wirksamkeit zu einer Renaissance der Silbertherapie führten.

Konduktivität: Leitfähigkeit des destillierten Wassers.

Kontraindikation: Gegenanzeige durch Umstände, die die Durchführung einer Behandlungsmaßnahme verbieten. Zum Beispiel Lebensalter, Schwangerschaft, andere Medikamente.

Konzentration von Silber in kS: Die Konzentration des Silbers im kolloidalen Silberwasser wird in Teilen pro Million, im angloamerikanischen Raum mit *parts per million*, Kurzbezeichnung »ppm«, gemessen. Die Angabe *parts per million* bezieht sich auf die Anzahl der Wirkstoffanteile auf eine Million Lösungsanteile. Der Wert ppm ist ein Vergleichsmaß und leitet keine direkte Aussage über die Menge des im Silberwasser enthaltenen kolloidalen Silbers ab.

Krankheiten und Silberanteile: Einige biomedizinische Forscher, zum Beispiel der US-amerikanische Dr. Robert O. Becker, vertreten die Auffassung, dass zwischen dem Absinken des körpereigenen Silberspiegels, also dem Vorhandensein eines immanenten Silberanteils von etwa 0,001 Prozent im menschlichen Körper, und dem Absinken dieses Silberspiegels unter ein bestimmtes Maß und dem Auftreten von bestimmten Krankheiten ein ursächlicher Zusammenhang bestehe, weil dadurch das Immunsystem des Körpers zu Fehlfunktionen angeregt würde.

Krankheitserreger: Bezeichnung für pathogene (krankheitserregende) Mikroorganismen (Bakterien, Pilze, Viren und Parasiten).

Krebsentstehung durch hohe Konzentrationen von kS: Es gibt eine Reihe von Forschern, die nach einer Reihe von durchgeführten In-vitro-Experimenten mit Silberionen feststellten, dass Silber in Interaktion mit der DNS treten kann, was zu »DNA strand breaks« führen kann. Was genau mit dieser Aussage gemeint ist, scheint immer noch unklar zu sein, denn es gibt keine zuverlässigen und randomisierten Studien über die Krebsentstehung bei Menschen nach

Einnahme von bestimmten Silbergaben. Die amerikanische *EPA* führte in den 1980er-Jahren Tierversuche durch und stellte fest, dass nach einem Langzeitversuch mit silberversetztem Trinkwasser (0,5 mg/l Silbergabe) sich bei den Versuchstieren neurologische Defizite und eine Reduzierung der so genannten Immunantwort einstellten.

Kupferoxid: auch als »Grünspan« bekannt. Entsteht bei der kS-Herstellung, wenn Silberstäbe mit weniger als 99,99 Prozent Silberanteil verwendet werden, da sich durch die Elektrolyse im destillierten Wasser Kupferoxyde von den Elektroden lösen.

Kurmäßige Anwendung von kS: Kolloidales Silberwasser wird in so genannten Silberkuren in bestimmten Intervallen und bestimmten Dosierungen angewendet.

Kutan: zur Haut gehörend, sie betreffend.

L

Lebensmittelfarbstoff: Das Edelmetall Silber wird im deutschen Nahrungsmittelbereich von der Lebensmittelindustrie als für Menschen unbedenklicher Lebensmittelfarbstoff E 174 verwendet.

Lebensmittel- und Futtermittelgesetzbuch (LFGB): behandelt unter anderem die Färbung von Lebensmitteln (§ 12: Silber E 174, Färbung von Süßigkeiten) und die zulässige und verbotene Werbung für Lebensmittel.

Leitwert: Der elektrische Leitwert wird in »Mikro-Siemens« gemessen und mit S/cm abgekürzt. Bei der Produktion von kolloidalem Silberwasser sollten mindestens zwei bis drei Mikro-Siemens erreicht werden.

Leukozyten: sind weiße Blutkörperchen und unterteilen sich in Granulozyten, Lymphozyten und Monozyten. Sie haben Aufgaben in der Immunabwehr.

Lymphe: die in den Lymphgefäßen enthaltene Flüssigkeit. Sie dient der Zell- und Gewebsernährung und transportiert die Lymphozyten von ihrem Bildungsort ins Blut.

Lunulae: durch Argyrie hervorgerufene Verfärbung der Fingernägel und (seltener) auch der Haare.

LVDS Cs.: Handelsbezeichnung für elektrochemisch hergestelltes kolloidales Silber.

M

Mikroorganismen: dazu gehören Viren, Bakterien, Pilze und Parasiten, die im menschlichen Körper als humanpathogene Keime Krankheiten und Beschwerden verursachen und mit kolloidalem Silber bekämpft werden können.

Multiple Kolloide: bestehen aus mehr als zwei Stoffen in einer Dispersion aus einer Flüssigkeit in einer anderen Flüssigkeit, die miteinander nicht mischbar sind.

Mutierte Erreger: Seit der Erfindung und weltweiten Anwendung der synthetisch hergestellten Antibiotika im Jahre 1928 haben sich viele Erregerstämme, das heißt die Stämme der humanpathogenen Mikroorganismen wie Viren, Bakterien, Pilze und Parasiten, zunehmend auf die Antibiotika eingestellt, sind mutiert und haben somit ihre ursprünglich bekämpfbaren Eigenschaften verloren; besorgniserregende Entwicklung einer verstärkten Resistenzbildung gegen die in den synthetischen Antibiotika sich befindlichen Wirkstoffe seit den 1970er-Jahren.

N

Nägeli, Carl Wilhelm von (1817–1891): beschrieb erstmals um das Jahr 1861 die Eigenschaft von Silber als »oligodynamisch«, womit er meinte, dass Silber wenig aktiv sei. Das führte ihn zu dem Schluss, dass schon Konzentrationen von nur 0,0000001 Prozent Silberionen ausreichten, um einen im Frischwasser vorkommenden Keim, den »Spyrogyral«, abzutöten.

Nahrungsergänzungsmittel (NEM): sind Lebensmittel in untypischer Form, die Nährstoffe in konzentrierter Form enthalten. Lebensmittel, die vor Mai 1997 nicht in nennenswertem Umfang in der EU im Verkehr waren, gelten generell nach der »Novel-Food-Verordnung der EU« als »neuartig« und bedürfen der behördlichen Zulassung. Kolloidales Silber gehört nicht zu den Nahrungsergänzungsmitteln, sondern ist ein zulassungspflichtiges Heilmittel, das dem Arzneimittelgesetz (AMG) unterliegt.

Nahrungsergänzungsmittelverordnung (NemV): regelt Nahrungsergänzungsmittel betreffende Werbeaussagen und Werbeversprechen.

Nanokristalline Silberwundtherapie: ist eine hoch wirksame, antibakterizide Wundtherapie mittels einer medizinischen Silberfolie mit nanokristallinen Silberauflagen (aufgedampfte Kristallstrukturen).

Natriumchlorid (NaCl): auch als Kochsalz bekannt; wird ein Körnchen Natriumchlorid in destilliertes Silberwasser (Suspension) gegeben, entsteht eine Lösung, die negativ geladene Chlorionen und positiv geladenes Silberchlorid (Silbersalz) enthält und nach der Einnahme zu einer Argyrie führen kann.

Naturheilmittel und kS: Kolloidales Silber in Form von Lösungen, Salben und anderen Darreichungsformen wird in Deutschland nicht dezidiert als Naturheilmittel, sondern gemäß AMG (Arzneimittelgesetz) als zulassungspflichtiges Heilmittel eingestuft. Von der amerikanischen *FDA (Food and Drug Administration)* wird kolloidales Silber weder als Heilmittel noch als Naturheilmittel, sondern als »OTC-drug«, als »Über-den-Ladentisch-Mittel«, hier als diätetisches Nahrungsergänzungsmittel, eingestuft, welches auf der Grundlage einer im Jahre 1938 erlassenen Verordnung *(Pre-1938-Drug Act)* nur hergestellt und verkauft werden darf, wenn die Originalrezeptur aus der Zeit vor dem Jahre 1938 Grundlage der Herstellung ist.

Nebenwirkungen von kS: Seit vielen Jahrhunderten wird Silber in der Medizin eingesetzt und seit gut 100 Jahren wird kolloidales Silber in der Alternativmedizin als natürliches »Antibiotikum« angewendet, wobei es – folgt man den Berichten in den einschlägigen Fachzeitschriften der letzten 100 Jahre – angeblich keine Nebenwirkungen nach der Einnahme von kolloidalem Silber gegeben hat. Kolloidales Silber wurde intravenös, subkutan, kutan, oral, rektal, vaginal oder topikal eingenommen und angewendet und soll – so die Berichte – auch nicht im Zusammenwirken mit anderen Medikamenten zu Nebenwirkungen geführt haben.

Die zumeist in der Schulmedizin angesiedelten Kritiker des angewandten kolloidalen Silbers behaupten warnend, dass die langfristige Einnahme von kolloidalem Silber zu einer irreversiblen Einlagerung von Silbersalzen in den Schleimhäuten und der Haut des Anwenders führen kann. Weiterhin wird darauf hingewiesen, dass sich das kolloidale Silber bei längerer Einnahme auch in den Gefäßen und inneren Organen (Leber, Nieren, Milz) und im Zentralen

Nervensystem (ZNS) ablagert. Weiter wird berichtet, dass diese beschriebenen Ablagerungen in Gefäßen und Organen zu chronischen Oberbauchschmerzen und zentralnervösen Erkrankungen wie Geschmacksstörungen, Schwindel und Krampfanfällen führen. Eindringlich gewarnt wird vor der Einnahme von kolloidalem Silber während der Schwangerschaft, weil bereits die geringen, mit dem normalen Trinkwasser aufgenommenen Silbermengen zu Fehlbildungsrisiken beim Fötus führen können.

Nebenwirkungen von Silber: Die am besten untersuchte Nebenwirkung im Zusammenhang mit Silberkonsum in fester oder flüssiger Form ist das Phänomen der so genannten irreversiblen Argyrie. Es gibt Annahmen von Befürwortern der Silbermedizin, die besagen, dass die graue Verfärbung der Haut und der Schleimhäute durch die Argyrie zu keinen anderen gesundheitlichen Schädigungen führt. Das wiederum bestreiten die Gegner der Silbermedizin energisch und behaupten, die Argyrie führe im Innern des menschlichen Körpers zu chemischen Prozessen und demzufolge zu einer Ablagerung des Silbers in der Haut, den Schleimhäuten, den inneren Organen und im Körpergewebe. Das soll dazu führen, dass sich die Haut grau bis blaugrau verfärbt und bei starker Sonneneinwirkung nach und nach eine dunkelbraune bis schwarze Färbung annimmt.

Neurotoxizität bei Fischen: Beim Einsatz von kolloidalem Silberwasser in Aquarien besteht die Gefahr einer Neurotoxizität. Diese ruft bei den sehr empfindlichen tropischen Fischen allergische Reaktionen hervor, wenn die Silberkonzentrationen ein bestimmtes Maß überschreiten. Bei Silberkonzentrationen von 1,5–4,2 µg/l Wasser kann es unter Umständen zum Exitus der im Aquarium befindlichen tropischen Zierfische kommen.

Nicht-Arzneimittel und Nicht-Verkehrsfähigkeit: Als nicht verkehrsfähig, also nicht handelbar, werden alle nicht zulassungspflichtigen Heilmittel, die Nicht-Arzneimittel, bezeichnet, für die keine eindeutigen Indikationen benannt werden. Sobald durch die Hersteller oder Vertreiber von nicht verkehrsfähigen Nicht-Arzneimitteln eindeutige Indikationen benannt werden, handelt es sich nach dem Arzneimittelgesetz (AMG) um Arzneimittel, für die eine Zulassung erforderlich ist. Das gilt auch für Nahrungsergänzungsmittel,

Kosmetika und kolloidales Silber. Ohne die hierfür notwendigen Mindestdaten zur Absicherung von Nutzen und Risiken sind Arzneimittel und Nicht-Arzneimittel nicht verkehrsfähig, das heißt: Sie dürfen nicht vertrieben werden.

O

Opportunistische Infektion: Der Nestor der alternativen Elektromedizin, der Forscher Dr. Robert C. Beck, bezeichnete mit dem Terminus »opportunistische Infektion« eine Infektion, die während und nach der Behandlung mit dem Blutzapper (Blutelektrifizierung) durch den Verbleib der abgestorbenen Mikroorganismen (Krankheitskeime) im Körper entstehen kann. Zur Behandlung dieser »opportunistischen Infektion« nahm Dr. Beck das kolloidale Silber zu Hilfe.

Oligodynamie: Der Wissenschaftler Carl Wilhelm von Nägeli (1817–1891) schrieb in der Zeitschrift *Neue Denkschrift der Allgemeinen Schweizerischen Gesellschaft* (Ges. Naturwiss. Bd. XXXIII Abt. 1, S. 174, K.W. 1893) die Abhandlung: »Über oligodynamische Erscheinungen in lebenden Zellen«, wobei er aus den griechischen Begriffen *oligos* (wenig) und *dynamis* (Kraft) den Terminus »Oligodynamie« schuf.

Oligodynamischer Effekt: Darunter versteht man die antiseptische, desinfizierende Wirkung von Metallen, darunter Silber. Er wurde bereits 1893 von Carl Wilhelm von Nägeli beschrieben.

Orale Einnahme von kS: Das kolloidale Silber wird in einer Suspension, dem Silberwasser, aufbereitet und nach Anweisung der Hersteller, der Ärzte oder Heilpraktiker in bestimmten Quantitäten und Intervallen getrunken. Eine medizinisch begründete Indikation, kolloidales Silber in Form von Lösungen nur oral einzunehmen, ist in der Silberliteratur nicht bekannt.

P

Paracelsus (1493–1541) und die Silbermedizin: Der Arzt und Naturphilosoph setzte Silber- und Goldessenzen sowie Silberamalgam in der Therapie verschiedener Krankheiten ein. Er wandte um die Wende vom 15. zum 16. Jahrhundert erstmals Silberamalgam in der Physiotherapie ein, um Quecksilber aus den Körpern seiner Patienten auszuleiten.

Pharmakologische Wirkung von kS: Das kolloidale Silber wird in flüssiger Form (als Silberwasser) vom menschlichen Körper wie folgt aufgenommen:

- Das applizierte kolloidale Silber wird durch die Haut und die Schleimhaut aufgenommen.
- Das kolloidale Silber wird in Leber und Nieren sowie Haut ab- und eingelagert, allerdings erst bei hohen Silberkonzentrationen.
- In Dosierungen ab zwei Gramm ist Silber nachweislich toxisch.
- Allergische Reaktionen konnten in den bisher verwendeten Silberdosierungen klinisch nicht nachgewiesen werden.
- Bei Personen mit reaktiver Überempfindlichkeit auf Silber sollte weder mit kolloidalem Silber noch mit Silbercremes, Silbersalben und Silberverbänden therapiert werden.

PH-Wert und kS: In zahlreichen In-vitro-Experimenten stellten Forscher fest, dass die Wirksamkeit von Silber abhängig vom pH-Wert und von der Temperatur ist. Die Wirkung von Silber ist bei pH-Werten von 7,5 deutlich höher als bei niedrigeren pH-Werten, wobei bei bestimmten hohen Temperaturen ein ausgeprägter oligodynamischer Effekt festzustellen war.

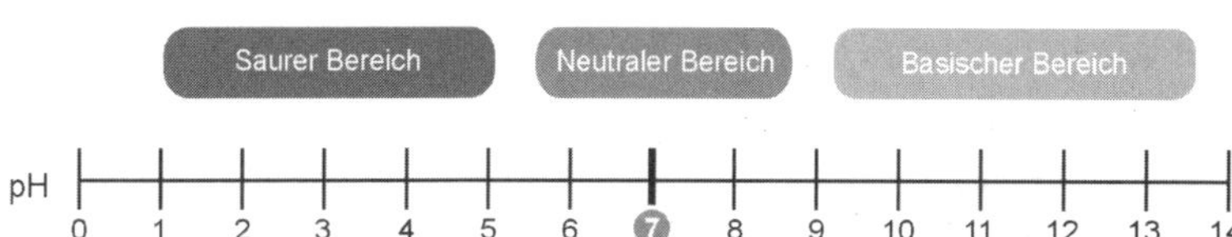

Phytotoxizität und kS: Versuche zur Erforschung der Phytotoxizität bei bestimmten Pflanzen führten zu folgenden Erkenntnissen: Nach einer Silberkonzentration von fünf mg/l starben die behandelten Pflanzen (hier waren es Lupinen) ab.

Polaritätswechsel: Bei der Erzeugung von kolloidalem Silberwasser durch Silbergeneratoren (Silber-Pulser) tritt ein elektrisches Phänomen auf, das als »Polaritätswechsel« bezeichnet wird. Nicht alle Silbergeneratoren arbeiten mit dem Prinzip des Polaritätswechsels, wobei die Gefahr besteht, dass durch dessen Fehlen der Arbeitsstrom ansteigt. Hat der Silbergenerator keine elektronische Strombegrenzung, steigt der Strom durch den geringeren Widerstand an.

Der Grund: Der Widerstand des destillierten Wassers sinkt in dem Maße wie der ionische Silberanteil durch die Elektrolyse ansteigt. Durch den Prozess der Elektrolyse steigt also der Silberanteil mit zunehmender Herstellungszeit des kolloidalen Silberwassers, wodurch der elektrische Leitwiderstand im destillierten Wasser absinkt.

Postantibiotische Ära: Die Befürworter von kolloidalem Silber – meistens Kritiker der synthetisch erzeugten Antibiotika – sind der Auffassung, dass aufgrund der zunehmenden Resistenz vieler Bakterienstämme gegen synthetisch erzeugte Antibiotika das kolloidale Silber wieder im Kommen sei.

Protargol: silberhaltiges medizinisches Präparat.

R

Reinheitsgrad von Silber: Der Reinheitsgrad der für die Herstellung von kolloidalem Silberwasser verwendeten Silberstäbe sollte mindestens 99,99 Prozent betragen. Der Reinheitsgrad des Silbers wird in angloamerikanischen Ländern mit ».9« angegeben. Das bedeutet bei einem angegebenen Silbergehalt von .9999 einen Reinheitsgrad von 99,99 Prozent. Ein Beispiel: Ein Silber mit einem angegebenen Reinheitsgehalt von .999 = 99,90 Prozent hat zehn Prozent weniger Reinheitsanteile als ein Silber mit .9999 = 99,99 Prozent.

Resistenzbildung von Mikroorganismen bei Silberanwendung: Unkritische Befürworter und Anhänger des kolloidalen Silbers in der Medizin stellen die Behauptung auf, dass es bei der Anwendung von kolloidalem Silber zu keiner Resistenzbildung bei den humanpathogenen Mikroorganismen komme. Diese Behauptung ist wissenschaftlich nicht belegt, es existieren auch keine randomisierten Studien.

Resorption von kS durch den Stoffwechsel: Es liegen wissenschaftliche Studien vor, die von einer täglichen Silbereinnahme bei erwachsenen Menschen von ca. 90 Mikrogramm pro Tag ausgehen. Dieses Silber wird überwiegend oral über die Nahrung und das Trinkwasser aufgenommen und zum Teil im Körper verarbeitet, gespeichert oder ausgeschieden. Durch In-vivo-Versuche wurde festgestellt, dass das nicht resorbierte Silber in einem Zeitraum von 45 bis 50 Tagen über den Urin wieder ausgeschieden wurde.

Rheuma und kS: Einige Forscher und Mediziner vertreten die Auffassung, dass die Einnahme bzw. Anwendung von Silberpräparaten der rheumatoiden Arthritis Vorschub leisten könnte; andere behaupten genau das Gegenteil und verweisen auf die heilsame Wirkung von Silberpräparaten beim Auftreten von rheumatischen Beschwerden.

S

Schulmedizin: ist die (konservative) »Schwester« der Alternativmedizin und erkennt kolloidales Silber als Heilmittel nur zögernd an.

Schwermetallresistenz und Silberresistenz bei Bakterien: Die Resistenzen verschiedener Bakterien auf Schwermetalle und Silber sind in der Forschung im Rahmen von vielen Versuchsreihen untersucht und klassifiziert worden. Durch die so genannten plasmiden Induzierungen können Bakterien Resistenzen gegen bestimmte Schwermetalle und Silber entwickeln und diese zum Erstaunen der Forscher auch untereinander austauschen. Resistenzen dieser Art führen bei bestimmten Bakterien gleichzeitig auch zu Resistenzen gegen bestimmte Antibiotika, wobei das Erscheinungsbild dieser Multiresistenzen dem Erscheinungsbild von antibiotikaresistenten Bakterien sehr ähnelt. Bekannt ist, dass Silberpräparate als antimikrobielle Waffen bei bestimmten Bakterien eine Resistenz gegen Silberkationen (Ag^+) entwickelten, die jener der antibiotisch resistenten Bakterien glich. Die höchsten von silberresistenten Keimen tolerierten Silberkonzentrationen lagen bei zehn Gramm je Liter, das entspricht 10.000 ppm und etwa dem 500-fachen Wert für silberempfindliche Keime.

Silber: ist eines der neun Edelmetalle. Silber ist ein weiches, gut verformbares Schwermetall und besitzt die größte elektrische Leitfähigkeit aller Elemente. Das Elementesymbol Ag leitet sich vom lateinischen »*argentum*« ab.

Silber in der Zahnheilkunde: Zahnärzte setzen Silber als pastoses Silberamalgam in vielfacher lokaler Form ein. Es kommt als Silberzement $AgSn^3$ unter anderem als Silberwurzelfüllpaste und Silberstift bei der Wurzelkanalbehandlung zum Einsatz.

Silber und Sulfide: Asiatische Forscher fanden heraus, dass zwei Enzyme (Laktatdehydrogenase und Glutathionperoxidase) in ihrer Aktivität und Vitalität gehemmt wurden, wenn die Sulfhydrylgruppen von Enzymen durch die Silbereinwirkung Sulfide bilden bzw. auf den Silbereinfluss mit Amino- und Carboxylgruppen von Enzymen reagierten und die Enzyme durch Inaktivität lahm legten.

Silber und Trinkwasser: Im deutschen Trinkwasser sind Silberpräparate als Konservierungsmittel gemäß der deutschen Trinkwasseraufbereitungsverordnung (TrinkWV) zulässig. Die TrinkWV enthielt bis 2001 in Anlage 3 (chemische Parameter) einen Grenzwert von 0,01 mg/l für Silber. Mit der Novellierung der TrinkWV im Jahre 2001 wurde dieser Grenzwert als Parameter ersatzlos gestrichen, da er in der Praxis keine Bedeutung mehr hatte.

Das deutsche Trinkwasser enthält kein Silber in messbaren Größen in der zulässigen Konzentration, und dennoch müssen die Wasserwerke das Trinkwasser auf unzulässig hohe Konzentrationen von Silber in regelmäßigen Abständen untersuchen.

In §11 Teil 3a der TrinkWV wird Silber als zulässiger Aufbereitungsstoff zur Konservierung in Kleinanlagen aufgeführt. Jedoch besteht hier die Einschränkung, dass ein Gebrauch bzw. eine Verwendung des Silbers im Trinkwasser nach TrinkWV nur im Ausnahmefall und nicht systematisch erfolgen darf. Der Grenzwert für einen derartigen Ausnahmefall ist in der TrinkWV mit 0,08 mg/l festgesetzt. (=0,7 mmol/m^3).

Im deutschen Trinkwasser darf kein messbares Silber enthalten sein, denn die Abtötung von Bakterien kann in Trinkwasser zur Freisetzung von Pyrogenen führen.

Silberabstinenz: beschreibt den Zeitraum zwischen zwei Behandlungen mit kolloidalem Silber.

Silberansprechende Bakterien: Nachfolgend in der H.E.L.P.-Liste nach 1938 aufgeführte Bakterien sprechen auf die Behandlung mit Silber an: Adenovirus, Aspergillus niger, Bacillus thypnosus, Bovine albicans, Candida albicans, Endamoeba hystolytica, Escherischia coli, Legionella pneumophilia, Poliovirus 1, Pseudomonas aeruginosa, Salmonella, Sporenbildende Bakterien, Staphylococcus aureus, Streptococcus faecalis.

Silberbeschichtete Pflaster: werden in der Behandlung von schlecht heilenden Wunden eingesetzt.

Silberbiotikum: Befürworter des kolloidalen Silbers schätzen den antibiotischen und antimykotischen Effekt von kolloidalem Silber so hoch ein, dass sie ihm das Prädikat »Silberbiotikum« verliehen haben.

Silberchlorid: Silbersalz.

Silberdispersion: Lösung aus kolloidalem Silber und destilliertem Wasser.

Silberdollar: wurden von den amerikanischen Siedlern auf dem Treck nach Westen seit dem 17. Jahrhundert in Flüssigkeitsbehälter gegeben, um Wasser, Milch und andere Flüssigkeiten keimfrei zu halten.

Silbereigenschaften: Silber besitzt einige Eigenschaften, die bereits seit Jahrtausenden bekannt sind und in vielerlei Hinsicht, insbesondere in der Wundheilung und Desinfektion, genutzt werden. Es tötet Mikroorganismen ab, fördert die Heilung von Wunden und Infektionen und hemmt Entzündungen.

Silberelektroden: sollten mit einem Reinheitsgrad von 99,99 Prozent zur Herstellung von kolloidalem Silber verwendet werden.

Silbergehalt in kS: Suspensorische Zubereitungen mit kolloidalem Silber enthalten nach Angabe vieler Hersteller Silberpartikel von wenigen Tausendstel Millimetern. Untersuchungen der amerikanischen Arzneimittelbehörde *FDA (Food and Drug Administration)* haben angeblich ergeben, dass der tatsächliche Silbergehalt in einigen Silberprodukten die vom Hersteller angegebenen Mengen um bis zu 24 Prozent überschritt.

Silbergehalt in Silberpräparaten der 1920er-Jahre: Damals wurden fast alle Silberpräparate auf der Grundlage von Silberproteinen und nicht aus kolloidalem Silber hergestellt. Der Silbergehalt in diesen Präparaten war mit zehn bis 30 Prozent des Gewichts signifikant höher als der heutige abgegebene Silbergehalt handelsüblicher Silbergeneratoren.

Silbergeneratoren: Auf dem Markt werden weltweit eine Reihe von Silbergeneratoren angeboten. Die Wahl der Stromart hat Einfluss auf die Herstellungsdauer des kolloidalen Silberwassers (siehe auch: Stromarten bei der kS-Herstellung). Das Prinzip der handelsüblichen Silbergeneratoren funktioniert folgendermaßen: Der Silbergenerator erzeugt elektrischen Schwachstrom, der über zwei – in ein mit destilliertem Wasser gefüllte Glasgefäß (mit etwa 200–500 ml Inhalt) getauchte – Silberelektroden fließt und durch einen elektrochemischen

Prozess von einer bestimmten Dauer in der entstehenden Suspension Silberpartikel (Ag^0) und positiv geladene Silberionen (Ag^+) erzeugt. Eine der beiden Silberelektroden fungiert als Pluspol (Anode), die andere als Minuspol (Kathode). An der Kathode entsteht im Verlaufe eines elektrolytischen Prozesses Wasserstoffgas, wobei die an der Kathode benötigten Elektronen von der Anode reproduziert werden, wenn das Ag^+ gebildet wird. Im Verlaufe des elektrolytischen Prozesses werden in der entstehenden Dispersion, dem »kolloidalen Silberwasser«, Silberionen und Silberpartikel gebildet.

Silberhalogenide: sind Verbindungen aus einem Halogen und einem chemischen Element, hier mit dem Edelmetall »Silber«; Silberhalogenide entstehen als Salz der Halogenwasserstoffsäure.

Silberhaltige Mittel und deren Einsatz: Im Weinbau findet Silber Verwendung, weil dem Wein in einem speziellen Prozess, dem »Böckser-Verfahren«, neben anderen Substanzen auch Silber in bestimmten Konzentrationen zugesetzt werden darf.

Silberhaltige Wundauflagen: sind in einer Kochsalzlösung getränkte Wundauflagen, die in der Behandlung von schlecht heilenden Wunden eingesetzt werden, weil Silber nur im feuchten Milieu seine heilende Wirkung erzielt.

Silberimplantate: sind bereits in der Frühgeschichte der Menschheit verwendet worden; es sind mit dem Hammer getriebene starke Silberbleche, die bei Schädelverletzungen als Ersatz für die zum Teil durch Kampfeinwirkung verletzte Schädelkalotte implantiert wurden.

Silberinfusionen: In Köln praktiziert ein Heilpraktiker, der seine Patienten mit Infusionen behandelt, die angeblich 2.000 ppm Silberkolloide enthalten.

Silberionen: medizinisch aktive Wirkstoffe im kolloidalen Silber. Silberionen sind verantwortlich für die antimikrobielle Wirkung des kolloidalen Silbers. Sie töten Mikroorganismen wie Bakterien und Pilze ab, indem sie – so die Annahme der alternativen Medizinforscher – deren Energieversorgung blockieren. Verstärkt wird die Wirkung der Silberionen vermutlich durch die zusätzlich entstehenden Silberradikale.

Silberionenlösung: ist eine elektrisch geladene Suspension (Flüssigkeit), die durch das Beschicken von Silberstäben (Elektroden) mit einem schwachen elektrischen Strom über eine gewisse Zeit entsteht, über eine farblose bzw. farbliche Konsistenz verfügt und mit einem »Silbergenerator« genannten Gerät erzeugt wird. Im Silberwasser werden durch schwache elektrische Ladung submikroskopische Zusammenballungen (Cluster) von Silberpartikeln mit einer Molekülgröße von 0,01 bis 0,001 Mikrometern erzeugt. Die elektrisch geladene Silberionenlösung enthält Silberpartikel in unterschiedlichen Größen.

Silberkationen: gelangen nach den Aussagen von einigen Forschern als Silberionen über die Blutbahn in die Körperzellen, wo sie durch Reaktionen mit Sulfidgruppen (jedoch nicht mit elementarem Schwefel) enzymatische Vorgänge blockieren können. Silberionen (Ag^+) werden – so die Forscher – aufgrund ihres höheren Redoxidationspotenzials im menschlichen Körper zu so genannten »nullwertigen« Atomclustern (Ag^0) reduziert, deren Größe zwischen einem und 50 nm liegen soll. Dieser Vorgang soll nach Auffassung einiger Forscher dazu führen, dass zwischen dem Element Silber (Ag^+) und den ionischen Sulfidgruppen in Bezug auf die elektrische Ladung und die Größe keine chemische Affinität zustande kommt.

Silberkolloide: Das sind in Silberwasser enthaltene submikroskopische Zusammenballungen (Cluster) von Silberpartikeln mit einer Molekülgröße von 0,01 bis 0,001 Mikrometern, die in einer Flüssigkeit (Suspension) durch schwache elektrische Ladung erzeugt werden. Diese Silberpartikel setzen sich nicht ab, sondern verharren in einem Schwebezustand, weil die Kraft der elektrischen Ladung der Silberpartikel bewirkt, dass ihre Schwerkraft aufgehoben wird.

Silberkolloide und kolloidales Silber: Die Partikelgröße bei flüssigen Dispersionen von elementarem Silber oder/und anderen schwer löslichen Silberverbindungen beträgt ein bis 1.000 Nanometer (nm). Die Dispersion bewirkt, dass die sehr kleinen Silberpartikel (abgewickelt) über eine große wirksame Oberfläche verfügen, die den oligodynamischen Effekt außerordentlich begünstigt. Zwischen den echten Lösungen und den Suspensionen sind die kolloidalen Lösungen eingegliedert, denen im Gegensatz zu den echten Lösungen und den Suspensionen typische Eigenschaften wie osmotischer Druck, Abfall des Gefrierpunktes und Erhöhung des Siedepunktes fehlen. Die kolloiden Teilchen des Silberkolloids, die unter genau bestimmbaren Bedingungen ausfällen, können in einem elektrischen Feld elektrophoretisch aufgetrennt werden, weil sie in der Regel absorbieren.

Silberkolloide und ihre Beschaffenheit: Die wirksame Gesamtoberfläche der Kolloide im kolloidalen Silberwasser erfährt durch die Zerkleinerung in winzige Teilchen eine enorme Vergrößerung und dadurch eine signifikante Erhöhung der Wirksamkeit. Diese Silberpartikel werden nach der Einnahme von kolloidalem Silberwasser über die Blut- und Lymphbahnen bis in die kleinsten Kapillargefäße des Körpers transportiert, um dort ihre Wirkung zu entfalten.

Silberkur: ist die zeitlich begrenzte Anwendung von kolloidalem Silberwasser.

Silbermoleküle und ihre Funktion: Die einzelligen pathogenen Mikroorganismen wie Viren, Bakterien, Pilze und Parasiten werden in ihrer Stoffwechselfunktion so gravierend gestört, dass die Krankheitskeime absterben, wenn die mikroskopisch winzigen Silbermoleküle in die pathogenen Keime eindringen und im Innern dieser krank machenden Keime ein bestimmtes Enzym blockieren, welches für die Sauerstoffzufuhr dieser »schlechten« Keime zuständig ist. Kommt der Sauerstoffwechsel dieser pathogenen Keime zum Erliegen, sterben sie ab und werden über das Lymphsystem in die Nieren transportiert und mit dem Urin ausgeschieden. Warum die Silbermoleküle nur die krank machenden Keime und nicht die »guten« Mikroorganismen im menschlichen Körper angreifen und eliminieren, konnte von der alternativen Forschung bislang nicht konkludent begründet werden.

Silbernitrat: Silbernitrat, normalerweise ein starkes Gift, wird in hohen Verdünnungsgraden in Form von Lösungen und Suspensionen zur Behandlung oder Vorbeugung von bestimmten körperlichen Störungen eingesetzt. Silbernitrate entstehen im kolloidalen Silberwasser, wenn dem destillierten Wasser Reaktionsbeschleuniger in unzulässiger Form von Salzen beigefügt werden. Silbersalze können die irreversible Argyrie, die Graufärbung von Haut und Schleimhäuten, verursachen. Silbernitrate sind ungleich toxischer (giftiger) als Silberproteine oder kolloidales Silber. Silbernitrat ist wie Silberazetat oder Silberarsen als Silberpräparat unter Handelsnamen wie

»Argyrol«, »Beosilvol« und »Collargol« verbreitet, wobei diese Präparate nach Aussage von kritischen Medizinern hoch toxisch auf den menschlichen Organismus einwirken.

Silberpartikel: sind in Silberwasser enthaltene Teile mit einer Molekülgröße von 0,01 bis 0,001 Mikrometern, die in einer Flüssigkeit (Suspension) durch schwache elektrische Ladung erzeugt werden und sich zu Clustern zusammenballen. Diese Silberpartikel setzen sich nicht ab, sondern verharren in einem Schwebezustand. Der Grund: Die elektrische Ladung der Silberpartikel bewirkt, dass die Schwerkraft der Silberpartikel aufgehoben wird und ein Schwebezustand entsteht.

Silberphosphat: Argyrie wird – so vermuten die Forscher – unter anderem auch durch Silberphosphat, Selen und Ag^2Se ausgelöst, die die Silberablagerungen in der Haut begünstigen.

Silberpräparate: enthalten freie Silberionen oder freie Silberradikale, die medizinisch aktiv wirken. Die in der Vergangenheit etwa bis 1930, vereinzelt auch bis 1970, erhältlichen Silberpräparate wurden oral, rektal, vaginal, subkutan, kutan und topikal injiziert oder appliziert. Diese Silberpräparate unterschieden sich signifikant voneinander, denn kein Präparat war in Anwendung, Wirkung und Zusammensetzung gleich. Einige der Silberpräparate bestanden aus Silbersalzkolloiden oder anderen Silberverbindungen. Es wurden auch viele Silberproteinpräparate verwendet, die zum Teil einen Silberanteil von zehn bis 30 Prozent ihres Gewichts besaßen.

Silberpräparate mit eigenständigen Eigenschaften und als Verbindung zwischen Silberoxiden und Silberazetaten sind nach Aussage der Hersteller relativ unbedenklich anzuwenden. Silberazetat, Silbernitrat oder Silberarsen werden unter Handelsnamen wie »Argyrol«, »Beosilvol«, »Collargol« verbreitet, wobei sie nach Aussage von kritischen Medizinern hoch toxisch auf den menschlichen Organismus einwirken.

Silberpräparate und Argyrie: Silberpräparate können nach einer Studie der *EPA* in hohen Dosen Argyrie verursachen, wobei Gegner und Kritiker des kolloidalen Silbers die Warnung erweitern und behaupten, dass auch kolloidales Silber, ionisches Silber, elektrisch geladene Silberpartikel oder Silbersalze bei Langzeitwirkung eine Argyrie verursachen können.

Silberpräparateliste der AMA: Die *AMA (American Medical Association)* listete im Jahre 1939 und bevor die synthetischen Antibiotika die Silberpräparate verdrängt hatten etwa 100 verschiedene Heilmittel auf, die auf Silberbasis hergestellt und in den Kliniken und Arztpraxen verschrieben und angewendet wurden.

Silberradikale, freie: medizinisch aktive Wirkstoffe im kolloidalen Silber. Freie Silberradikale sind mit verantwortlich für die antimikrobielle Wirkung des kolloidalen Silbers. Silberradikale töten in Verbindung mit den Silberionen Mikroorganismen wie Bakterien und Pilze ab, indem sie – so die theoretische Annahme der alternativen Medizinforscher – deren Energieversorgung blockieren. Die Silberradikale verstärken vermutlich die Wirkung der Silberionen.

Silbersalbe: wird bei Entzündungen der Augenbindehaut verwendet.

Silbersalz: Silbersalz, normalerweise ein starkes Gift, wird in hohen Verdünnungsgraden in Form von Lösungen und Suspensionen zur Behandlung oder Vorbeugung von bestimmten körperlichen Störungen eingesetzt. Silbersalze entstehen im kolloidalen Silberwasser, wenn dem destillierten Wasser Reaktionsbeschleuniger in unzulässiger Form von Salzen beigefügt werden. Silbersalze können die irreversible Argyrie, die Graufärbung von Haut und Schleimhäuten, verursachen. Silbernitrate sind ungleich toxischer (giftiger) als Silberproteine oder kolloidales Silber.

Silberschädlichkeit: Aufgrund der Jahrtausende alten Anwendung von Silber in der Heilkunde wird davon ausgegangen, dass Silber für menschliche Zellen nicht giftig ist. Das soll – so die Experten in aller Welt – insbesondere auch für die Anwendung von kolloidalem Silber gelten, das keine toxische Wirkung haben soll. Tatsächlich toxisch, also giftig, sind jedoch die Salze oder Komplexe, die in der Regel zur Freisetzung von Silber verwendet werden. Das betrifft insbesondere Silbernitrate und den Wirkstoff Sulfadiazin.

Silbersprichwort: Die Aussage »Mit dem silbernen Löffel im Munde geboren zu sein« bedeutete im Mittelalter, von verschiedenen Krankheiten verschont zu bleiben, weil das tägliche Lutschen und Saugen an einem Silberlöffel dazu führte, dass kleinste Mengen von Silber in den Organismus der Kinder gelangten, wobei das zu sich genommene Silber das Immunsystem stärkte und diese Kinder im Gegensatz zu den Kindern der Armen gesund blieben.

Silbersulfadiazin: Wirkstoff in silberhaltigen Salben zur örtlichen Behandlung von Brandwunden unter Verwendung von stabilisierten kolloidalen Silberatomen.

Silbersulfat: Silbersalz, entsteht bei der Auflösung von Silber und Schwefelsäure.

Silbersulfit: Bei der Entstehung von löslichen Silberionen wird eine große reaktive, feinstverteilte Oberfläche erzeugt. Dadurch binden sich die Silberionen an Schwefel und werden in einem chemischen Prozess als sehr schwer lösliches Silbersulfit ausgeschieden.

Silbertherapie, mittelalterliche: Bereits die Alchimisten der Antike und des Mittelalters verwendeten Silber (lateinisch: *argentum,* chemisches Zeichen: Ag) in vielfacher Form zur Herstellung heilender Substanzen und Suspensionen. Dem oral eingenommenen Silberwasser – es wurde als Trinksilber, »Argentum potabile«, bezeichnet – schrieben die Heilkundler besondere Kräfte zu. Es wurde in Wasser oder Wein zu sich genommen.

Silbertherapie, moderne: Silber hat sich – bis es von den Antibiotika vom Markt und aus der Medizin verdrängt wurde und erst in den 1970er-Jahren eine Renaissance erfuhr – bei der Behandlung von zahlreichen Krankheiten, in der Wundbehandlung und in der Bekämpfung von bakteriellem Befall bewährt. Die Silberpräparate werden den Kranken als kolloidales Silberwasser oder als Wundauflagen und Wundpflaster verabreicht, was – nach Aussage der Anwender – zur Minderung der entzündlichen Prozesse führen soll. Gegen eine Silbertherapie sprechen nach Aussagen der Kritiker signifikante Nebenwirkungen wie das Auftreten der irreversiblen Argyrie.

Silberungsverfahren: Der oligodynamische Effekt von Metallionen führt nach Auffassung von namhaften Forschern beim so genannten Silberungsverfahren dazu, dass Silber als mildes Antiinfektivum eingesetzt werden kann.

Silberutensilien als antibakterielle Mittel: Zu allen Zeiten wurden Silbermünzen, Silberbestecke, Silberkannen, Silberplatten, Silberbecher, Silberessstäbchen, Silberbehälter, Silberfolien, Silberverbände und andere Gegenstände aus Silber im Alltagsleben, in der

Medizin und bei Expeditionen wegen ihrer bekannten antibakteriellen Wirkung eingesetzt.

Silberverbände: sind silberdurchwirkte Verbände, die den Kranken als Wundauflagen und Wundpflaster dienen, was – nach Aussage der Anwender – zur Minderung der entzündlichen Prozesse, insbesondere bei Brandwunden, führen soll.

Silberwarnung: Die *WHO (World Health Organization)* und die *FDA (Food and Drug Administration)* gaben 1997 und 1999 an die Anwender von Silberpräparaten Warnungen heraus. Die *WHO* teilte mit, dass kolloidales Silber oder Silbersalze in den USA nicht länger über den Ladentisch verkauft werden sollten, wobei sich die *WHO* auf die *FDA* bezog, die in einer Richtlinie im Jahre 1999 festgelegt hatte, dass bestimmte Produkte, die kolloidales Silber oder Silbersalze enthalten und für die innerliche oder äußerliche Anwendung bestimmt sind, nicht länger über den Ladentisch verkauft werden durften. Kolloidales Silber war laut *FDA*-Richtlinie nur noch als diätetisches Nahrungsergänzungsmittel zugelassen und durfte nur in dieser Eigenschaft über den Ladentisch verkauft werden.

Die *FDA* verwies in diesem Zusammenhang auf die so genannte Großvater-Klausel *(Grandfather Clause)* aus dem Jahre 1938, die besagte, dass die Hersteller und Vertreiber von Silberpräparaten der *FDA* nachweisen mussten, dass ihre Präparate nach den Rezepten vor 1938 hergestellt und vertrieben wurden.

Silver Pulser: Das Gerät zur Erzeugung von kolloidalem Silber wurde von dem Nestor der alternativen Elektromedizin, Dr. Robert C. Beck, entwickelt, gebaut und angewendet.

Sole: ist eine Dispersion kleinster fester Teilchen in einer Flüssigkeit. Wird auch als »kolloidale Lösung« oder »kolloidale Suspension« bezeichnet.

Spektrophotometer: Testgerät zum Nachweis von Silber im kolloidalen Silberwasser; misst den Silbergehalt in mg/l.

Störfaktoren der kS-Herstellung: Wird das kolloidale Silber elektrolytisch hergestellt, können sich folgende Störfaktoren in Form von mechanischen Fehlern einschleichen: Strom, Stromspannung, Stromstärke, Elektroden, Generator, Wasser, Zubereitungsort, Zubereitungsgefäß, Zubereitungsort und Mondphase.

Stoffchemie: Lehre von den Edelmetallen; behandelt die Reaktivität und die Dichte von Schwermetallen.

Stromarten bei der kS-Herstellung: Hier gehen die Meinungen weit auseinander, denn die einen tendieren zum Wechselstrom, die anderen zum Gleichstrom.

Silbergeneratoren mit Wechselstrom erzeugen angeblich eine bessere kSw-Qualität mit einem hohen Anteil an Silberpartikeln und einem niedrigen Anteil an Silberionen. Nachteil: lange Herstellungszeit.

Silbergeneratoren mit Gleichstrom erzeugen angeblich eine bessere kSw-Qualität mit einem niedrigen Anteil an Silberpartikeln und einem hohen Anteil an Silberionen. Vorteil: kurze Herstellungszeit.

Studien und Beiträge über kS: Weltweit gibt es im Internet und in den Bibliotheken eine Unzahl von Primär- und Sekundärliteratur über kolloidales Silber, seine Geschichte, Herstellungsmethoden, Eigenschaften, Gefahren, Anwendungen und Nebenwirkungen, die eine ungeheure Vielfalt an Informationen anbietet, wobei zu beachten ist, dass die Verfasser nicht immer die Anforderungen an Objektivität und Neutralität einhalten.

Subkutan: unter der Haut befindlich, unter die Haut appliziert.

Sublinguale Einnahme von kS: Das kolloidale Silberwasser wird mit einem Löffel eingenommen und für einige Minuten unter der Zunge deponiert, dann heruntergeschluckt. Die Befürworter der sublingualen Einnahme von kolloidalem Silberwasser vertreten die Auffassung, dass die Wirkstoffe des Silberwassers (hier speziell die Silberionen) im Mund unmittelbar von den Schleimhäuten aufgenommen werden und damit schneller wirken.

Sulfid und Argyrie: Sulfid wird durch schwefelhaltige Aminosäuren gebildet und fördert – so einige Studien – die Synthese des Melanin, was wiederum die symptomatischen Erscheinungsformen der Argyrie erklärt.

Suspension: Aufschwemmung feinstverteilter fester, schwer löslicher Teile (Partikel) in einer Flüssigkeit.

T

Tarnbezeichnungen (Camouflagenamen): Kolloidales Silber wird weltweit unter den verschiedensten Bezeichnungen und Abkürzungen angeboten. Die Gründe dafür sind vielfältig. In Deutschland sorgen die Strafandrohungen und Sanktionen von drei Gesetzen und Verordnungen für verdeckte Handelsbezeichnungen, unter denen »kolloidales Silber« angepriesen und vertrieben wird. An erster Stelle steht das Arzneimittelgesetz (AMG). Es folgen das Heilmittelgesetz sowie das Lebensmittel- und Futtermittelgesetzbuch (LFGB), schließlich die Verordnung über Nahrungsergänzungsmittel (NemV).

Kolloidales Silber wird im Handel und in der Werbung unter den nachfolgenden Bezeichnungen angeboten:

- Kolloidales Silber
- Silberkolloid
- Kolloidalsilberlösung
- Ionisiertes Silberwasser
- Silberwasser (Ag^+)
- Kolloidales Silberwasser
- Silberkolloidwasser
- Silberionenwasser
- »Hunza«-Wasser
- Experimentierwasser
- Nahrungsergänzungsmittel (NEM)
- Pflanzenstärkungsmittel
- Water of Gaia
- Wunderwasser
- Universelles Wunderwasser
- KoSi-Zaubertrank
- kS-Wundersubstanz
- Zweites Immunsystem

TDS-Meter: sind im Handel erhältliche Messgeräte, die über den elektrischen Leitwert die Qualität des destillierten Wassers messen können, bevor damit kolloidales Silberwasser hergestellt wird. Der Messwert sollte weniger als zwei ppm, idealerweise null ppm betragen. Ein handelsübliches TDS-Messgerät misst über den elektrischen Leitwert die Silberionen in der kolloidalen Silberlösung, wobei nach Aussage der Hersteller und Vertreiber von kS der Anteil der Silberionen 75–85 Prozent und der Anteil der kolloidalen Silberpartikel 15–25 Prozent betragen kann. Durch die Bestimmung des Anteils der Silberionen in der kolloidalen Silberlösung können jedoch keine konkreten Rückschlüsse auf den Anteil der kolloidalen Silberpartikel gezogen werden.

TE: Kurzbezeichnung für den so genannten Tyndall-Effekt.

Terminus technicus »Kolloid«: Der Begriff »Kolloid« wurde um 1861 von dem schottischen Chemiker Dr. Thomas Graham (1805–1869) geprägt, der die beiden griechischen Wörter *kolla* (»Leim«) und *eidos* (»Aussehen«) zu dem Terminus »Kolloid« verschmolz und damit die Diffundierung von langsam fließenden Stoffen wie eben Leim durch poröse Membranen bezeichnete.

Therapiefreiheit: von Herstellern, Therapeuten, Anwendern, Anhängern und Konsumenten der Alternativmedizin geforderte Freigabe aller bisher verbotenen oder eingeschränkt zugelassenen Therapien, zulassungspflichtigen Heilmittel, Medikamente und Nahrungsergänzungsmittel durch die staatlichen Organe und Standesorganisationen.

Therapiestudie: Eine Therapiestudie untersucht den Erfolg eines neuen Behandlungskonzepts und vergleicht es mit den Resultaten der bisherigen Therapiemöglichkeit.

Toxikologie: Wissenschaft von den Giften und ihren Einwirkungen auf den Organismus.

Toxisch: Wortbedeutung: giftig. Eigenschaft von Stoffen, biologische Systeme zu schädigen; bedeutet auch einen auf einer Vergiftung beruhenden Vorgang.

Toxische Trümmer: entstehen nach Ansicht namhafter Forscher durch und während der Behandlung mit kolloidalem Silberwasser im behandelten Organismus. Es sollen die abgestorbenen humanpathogenen Mikroorganismen sein, die mit dem kolloidalen Silberwasser in den Nieren und der Leber gesammelt und durch das Trinken von sehr viel Wasser während der Behandlung über den Urin ausgeschieden werden.

Toxizität: giftige Eigenschaften und Wirkung chemischer Substanzen und physikalischer Faktoren.

Toxoplasmose: durch Parasiten hervorgerufene Infektionskrankheit.

Traditionelle Chinesische Medizin (TCM): seit Jahrtausenden in

China erprobte, im Westen als »alternativ« bezeichnete Medizin wie Silbermedizin, Reflexzonenmassage, Akupunktur mit Silbernadeln.

True colloidal silver: ist im Gegensatz zum chemisch hergestellten kolloidalen Silber der 1920er- und 1930er-Jahre ein rein elektrolytisch erzeugtes kolloidales Silber, dem weder Stabilisatoren noch Beschleuniger beigemischt werden. Eine chemisch hergestellte Silberlösung ist ätzend und verfügt über einen pH-Wert von 4,4–5,5, während kolloidales Silber ohne Stabilisatoren oder Beschleuniger als *true colloidal silver* einen pH-Wert von 6,5 hat.

TWVo: Abkürzung für »Trinkwasserverordnung«.

Tyndall-Effekt: Kolloide weisen bei der Lichtstrahlprobe in der Regel den so genannten Tyndall-Effekt oder auch Faraday-Tyndall-Effekt auf. Das ist die Bildung eines Lichtkonus, der durch die Streuung des Lichts in der kolloidalen Lösung gebildet wird. Zu diesem Zweck stellt man einen Karton mit einer kleinen runden Öffnung an das mit kolloidalem Silberwasser gefüllte Glas und schickt nun im abgedunkelten Raum einen Lichtstrahl durch dieses »Objektiv«. Der konusförmige Lichtstrahl im kolloidalen Silberwasser ist der Beweis für das Vorhandensein des Kolloids.

U

UCLA School of Medicine Centre for the Health Science: ist eine renommierte medizinische Lehranstalt in den USA, an der namhafte Forscher wie Dr. Larry C. Ford über die Wirkungen und Nebenwirkungen von kolloidalem Silber in der medizinischen und tiermedizinischen Anwendung forschen und publizieren. Eine Reihe bemerkenswerter Tests und Experimente führten die Wissenschaftler zu dem Schluss, dass die kolloidalen Silberlösungen in bestimmten Konzentrationen eine antibakterielle Wirkung erzeugen und zwar gegen fast alle bekannten pathogenen Mikroorganismen.

Unerwünschte Wirkungen: Die Anwender von zulassungspflichtigen Arzneimitteln werden in Bezug auf unerwünschte Wirkungen (Nebenwirkungen) auf den Beipackzetteln weltweit ausführlich informiert und gewarnt. Das gilt in der Regel nicht für Nicht-Arzneimittel, deren unerwünschte Wirkungen und Nebenwirkungen weltweit leider nur unzureichend erfasst und dokumentiert sind.

United States Patent-Nr. 4.292.968: Der Erfinder Franklin H. Ellis aus Rochester, N.Y. reichte dem amerikanischen Patentamt am 26. November 1979 über die Firma *Sybron Corporation, Rochester, N.Y.* einen Patentantrag ein. Das eingereichte Patent befasste sich mit der »elektrischen Unterstützung für Ion-Therapie«.

Das Patent wurde dem Erfinder am 6. Oktober 1981 unter der *Patent-Nr. 4.292.968* erteilt. Das Patent hat folgenden Inhalt: Ein Silbergenerator erzeugt einen bestimmten Strom mit einer bestimmten Spannung. Dieser Strom wird über eine Elektrode am Körper des Patienten angelegt. Diese Elektrode ist eine Silberanode und erzeugt durch den ständig fließenden Strom Silberionen. Diese Silberionen wiederum werden über die angelegte Silberanode in das zu behandelnde Gewebe des Patienten transportiert, wobei hier ein Heilungsprozess angeregt werden soll. Der über die Silberanode in das Körpergewebe applizierte Strom wird über eine als Kathode fungierende Elektrode, die auch am Körper des Patienten angelegt ist, zurück in den Generator gesandt, wobei sich der Vorgang über eine bestimmte Behandlungszeit wiederholt. Der Erfinder beruft sich auf die Forschungen des Biomediziners Dr. Robert O. Becker, der ähnliche Experimente an Knochengewebe durchgeführt hatte.

United States Patent (o. Nr.): Die Erfinder Parker und Parker reichten dem amerikanischen Patentamt im Jahre 2003 einen Patentantrag ein. Das eingereichte Patent befasste sich mit der Heilungsmethode von Hauterkrankungen bei tropischen Zierfischen durch homöopathisch verdünntes kolloidales Silberwasser in Konzentrationen von einem ppb *(part per billion)* Silber.

United States Pharmacopoeia (U.S.P.): ist die offizielle Liste der in den USA zugelassenen Medikamente, in der auch bis etwa 1975 verschiedene kolloidale Silberprodukte aufgeführt waren. Diese Silberpräparate der U.S.P. enthielten kolloidales Silber mit 18–22 Prozent Silberanteil, welches für die Anwendung am Patienten mit Wasser auf 0,05 bis zehn Prozent verdünnt wurde. Weiterhin wurden in der U.S.P. sehr starke Silberproteinpräparate aufgeführt, die einen Silbergehalt von 7,5–8,5 Prozent aufwiesen und zur äußerlichen und innerlichen Anwendung beim Menschen mit Wasser auf 0,5 bis zehn Prozent verdünnt werden mussten. Keines der in der U.S.P.

aufgeführten Silberpräparate wurde ab 1975 in der offiziellen U. S. P. und in der N.F. *(National Formulary)* geführt.

Ursache lokaler Argyrie und Argyrose: Es kann die langandauernde Verwendung von silbernen Akupunkturnadeln, silbernen Ohrringen, silberhaltigem Nahtmaterial, andauernder Umgang mit Silber sein.

V

Verbrennungswunden: Bei der Behandlung bestimmter Verbrennungswunden mit silberhaltigen Wundauflagen wurde die Heilwirkung der in kolloidalen Silberlösungen frei werdenden Silberionen und Silberradikale nachgewiesen.

Verfärbung von kSw: Kommt kolloidales Silberwasser mit elektromagnetischen Strahlen in Berührung, verfärbt sich das kSw braun bis dunkelbraun und verliert an Wirkungskraft.

Violettflaschen: Bezeichnung für die violettgefärbten Spezialglasflaschen, die der Aufbewahrung von kolloidalem Silberwasser dienen.

Vorbeugung gegen Nebenwirkungen von kS: Bereits Dr. Robert C. Beck, der Erfinder des Silbergenerators und Entwickler der Beck-Protokolle, empfahl den Anwendern von kolloidalem Silberwasser, die Nahrung durch Joghurt oder Laktobakterien zu ergänzen, um mögliche Nebenwirkungen des kolloidalen Silbers abzupuffern, obgleich Dr. Beck keinerlei Nebenwirkungen seiner Silbertherapie befürchtete.

Vorkommen von Silber: kommt in der Natur in vielfältigen Bestandteilen und Mengen vor.

- Im Erdreich: im Mittel zu 0,1 mg/kg
- In Regenwasser: im Mittel zu 1 µg/l
- In Klärschlamm: im Mittel zu 100 mg/kg
- In Abwässern: im Mittel zu 730 µg/l
- In Trinkwasser: im Mittel zu 5-50 µg/l
- In Karotten: im Mittel zu 4–74 µg/kg
- In Spinat: im Mittel zu 9–232 µg/kg
- In Pilzen: im Mittel zu 8,5 mg/kg
- In Muscheln: im Mittel zu 0,1–10 mg /kg
- In Wein: im Mittel zu 20 µg/l
- In Weizenmehl: im Mittel zu 0,4–1 mg/kg

W

Wechselwirkung: Wechselseitige Einflüsse von unterschiedlichen Arzneistoffen im Organismus führen zu einer verstärkten oder abgeschwächten Wirkung eines Medikaments oder Heilmittels.

WHO: Weltgesundheitsorganisation *(World Health Organisation)*. Organisation der Vereinten Nationen mit dem Ziel der internationalen Zusammenarbeit der Staaten auf dem Gebiet des Gesundheitswesens.

WHO-Leitfaden »Trinkwasser und kS«: Die *WHO* beziffert den Resorptionsanteil des über die Nahrung und das Trinkwasser aufgenommenen Silbers im menschlichen Körper auf etwa zehn Prozent. Andere wissenschaftliche Studien gehen über einen Zeitraum von 40 bis 50 Jahren von Resorptionsanteilen zwischen zwölf und 18 Prozent aus. Dieser Anteil soll sich – so eine Studie – im Verlaufe des Lebens erhöhen; es wird angenommen, dass ein erwachsener Mensch zwischen 0,25 und 1,1 Gramm Silber in seinem Organismus speichert, was jedoch nicht bedeutet, dass er einen kleinen »Silberklumpen« im Körper hat. Das so genannte Plasma-Silber scheint sich im gesamten Organismus zu verteilen, gebunden durch die körpereigenen Salze, wobei Studien ergaben, dass in bestimmten Körperregionen, insbesondere in der Haut, in inneren Organen und im Gehirn, messbare Silberwerte festzustellen sind. Die Halbwertzeit von resorbiertem Silber im menschlichen Körper beträgt nach vorliegenden Studien je nach Konstitution des Anwenders zwischen vier und fünf Tagen und ein bis fünf Monaten.

Wirksame Konzentrationen von kS: In Forscherkreisen gehen die Meinungen und Angaben über die wirksame Konzentration von kolloidalem Silber weit auseinander. In verschiedenen In-vitro-Versuchen wurde festgestellt, dass die Wirksamkeit von Silberkonzentrationen bei silberempfindlichen Keimen bereits bei etwa einem bis 100 Nanogramm (ng) einsetzt. Die Versuche brachten aber auch zutage, dass verschiedene Keime bei Silberdosen bis 1.000 ng keine Wirkung zeigten und erst ab 1.000–10.000 ppm zu beeinflussen waren.

Wirkstoffe im kS: Die medizinisch aktiven Wirkstoffe im kolloidalen Silber sind freie Silberionen oder Silberradikale.

Wirkung der Kolloide in kS: Die mit Silbergeneratoren in destilliertem Wasser erzeugten Kolloide dringen – so die herrschende Meinung in der Alternativmedizin – aufgrund ihrer geringen Größe in alle einzelligen pathogenen Mikroorganismen (Viren, Bakterien, Pilze und Parasiten) ein und sollen diese (so die Wissenschaft) »ersticken«. Die abgestorbenen Mikroben werden – so wird vermutet – vom Körper abtransportiert und ausgeschieden. Erklärt wird dieser Vorgang mit der Ausschaltung bestimmter Enzyme, die von den Mikroorganismen für den Sauerstoffwechsel benötigt und von den Kolloiden ausgeschaltet werden.

Wirkung der Silberionen: Silberionen sind medizinisch aktive Wirkstoffe im kolloidalen Silber. Sie sind verantwortlich für die antiseptische und antimikrobielle Wirkung des kolloidalen Silbers. Silberionen töten pathogene Mikroorganismen wie Bakterien, Viren und Pilze ab, indem sie – so die laborgetestete Annahme der alternativen Medizinforscher – deren Energieversorgung blockieren. Verstärkt wird die Wirkung der Silberionen vermutlich durch die zusätzlich entstehenden Silberradikale. Außerdem binden sie die Basenpaare in der DNS der pathogenen Keime und blockieren damit deren Reduplikation und Reproduzierbarkeit.

Wirkung von elementarem Silber auf Keratinozyten: Elementares Silber wirkt in bestimmten Konzentrationen auf die so genannten »Keratinozyten«, das sind schwefelhaltige Zellen, ein und zerstört diese.

Wirkungsausschluss bei kS: Die Einnahme von kolloidalem Silberwasser mit anderen Medikamenten kann dazu führen, dass durch die Wechselwirkung ein Wirkungsausschluss beim kolloidalen Silber eintritt, was bedeutet: Das kS wirkt nicht.

Wirkungsprinzip von kS: Die zumeist in der Schulmedizin angesiedelten Kritiker behaupten, dass es für die Wirksamkeit des angewandten kolloidalen Silbers keine Nachweise gäbe. Die Vertreter der Alternativmedizin behaupten dagegen, kolloidales Silber wirke nicht nur gegen virale, bakterielle oder parasitäre Infektionen, sondern auch gegen Krebs, Aids, Borreliose und viele andere Krankheiten.

Wirkungsprinzip von kSw: Um die Silberpartikel herum entwickeln sich, durch bestimmte frequente Ströme, die elektrischen Felder der Silberatomgruppen. Die im kolloidalen Silberwasser vorherrschende

Brownsche Bewegung speist das kollektive magnetische Feld der kolloidalen Silberpartikel. Die Mikrokolloide im Silberwasser verfügen über eine bestimmte Frequenz und über eine elektromagnetische Polarisierung und nicht zuletzt über bestimmte bioelektrische Eigenschaften.

Wirkungsweise von Silber als Entkeimer: Der Hersteller eines Desinfektionsmittels beschreibt die Wirksamkeit des Silbers so: »Wirksam ist bei Silber nicht das Metall an sich, sondern seine Ionen bzw. ein Salzkomplex, der daraus entsteht. Die Silberionen besetzen bestimmte Rezeptoren der Zellen und hemmen dadurch lebensnotwendige Stoffwechselprozesse der Mikroorganismen. Die Mikroorganismen werden dadurch inaktiviert, können sich aber auch nach einer Zeit von sechs Monaten reaktivieren und weiter vermehren. Produkte auf Silberbasis wirken nur in klarem Wasser und benötigen je nach Wasserbeschaffenheit bis zu sechs Stunden Einwirkzeit.«

Wirkungsweise von Silber in Silberverbänden: Die handelsüblichen, antibakteriell wirkenden Silberverbände werden folgendermaßen angewendet:

<u>Anwendungsmethode 1:</u> Die Einbettung des Silbers erfolgt in einem Trägermaterial aus Polyurethan oder Hydrokolloid. Alternativ wird eine unlösliche Matrix mit einer Silberschicht aus elementarem Silber »nanokristallin« bedampft.

<u>Anwendungsmethode 2:</u> Die Silberionen sind in einer löslichen Verbindung an die Matrix gebunden. Die Freisetzung von Ag^+-Ionen erfolgt im Austausch von Na^+-Ionen aus dem Wundexudat. Es entsteht metallisches (elementares) Silber. Die Silberionen töten die pathogenen Keime in der behandelten Wunde ab. Die Wunde verfärbt sich dabei reversibel grau-schwarz. Die Freisetzungsmenge des elementaren Silbers in der behandelten Wunde schwankt je nach Art des verwendeten Silberverbandes.

<u>Wirkungsweise:</u> Das Silber wirkt bei Anwendung der beiden Methoden wie folgt: Die Silberionen sind in einer Matrix aus Polyurethan, Hydrofilter oder Polyamid eingebettet. Die Ag^+-Ionen werden durch ihre feste Bindung oder durch die hohe Saugfähigkeit des Materials in der Wundauflage festgehalten. Es gelangt nur ein geringer Prozentsatz des Silbers wirksam in die behandelte Wunde. Die Freiset-

zungsmenge des elementaren Silbers in die Wunde schwankt je nach Art der verwendeten Silberverbände.

Wundbehandlung: Bei der Behandlung bestimmter Verbrennungswunden mit silberhaltigen Wundauflagen wurde die Heilwirkung der in kolloidalen Silberlösungen frei werdenden Silberionen und Silberradikale nachgewiesen.

Wundbehandlung mit Silber: beschreibt den seit der Antike kontinuierlichen konservativen Einsatz von Silber in Form von Silberdrähten, Silberfolien, Silbergewebe, Silberblechen und Silberimplantaten in der Wundbehandlung, wobei auch die antibakterielle Wirkung von Silber aus der Antike bekannt war und in der Volksmedizin genutzt wurde.

»Wunderarznei« kS: Kolloidales Silber wird nicht nur von vielen Anwendern als moderne »Wunderarznei« und als Alternative zu den synthetischen Antibiotika bezeichnet. Auch der Handel, hier insbesondere bestimmte Vertriebsstrukturen wie Multi-Level-Marketing und Network-Marketing, hat sich des kolloidalen Silbers bemächtigt und benutzt reißerische und unüberprüfbare Berichte von angeblich geheilten Anwendern über die »Wunderwirkung« des kolloidalen Silbers, um Umsätze und Gewinne zu maximieren.

Wunderwasser kSw: Werbebezeichnung des Handels (Camouflagename) für kolloidales Silberwasser, das als zulassungspflichtiges Heilmittel der Zulassung gemäß dem Arzneimittelgesetz (AMG) unterliegt.

Z

Zaubertrank: Tarnbezeichnung des Handels (Camouflagename) für kolloidales Silberwasser, das als zulassungspflichtiges Heilmittel der Zulassung gemäß Arzneimittelgesetz (AMG) unterliegt.

Zelle: kleinste für sich lebens- und vermehrungsfähige Einheit des menschlichen Körpers, enthält unter anderem einen Zellkern mit der Erbsubstanz und ist von einer Membranhülle umgeben.

Zellstoffwechsel: Der menschliche Organismus ist aus Zellen und Zellzwischenräumen aufgebaut; die Zellen nehmen Nährstoffe auf und geben Abfallprodukte aus dem Stoffwechsel in einem komplexen Vorgang ab.

Zellwachstum und kolloidales Silber: Einige biomedizinische Forscher, zum Beispiel der US-amerikanische Dr. Robert O. Becker, vertreten die Auffassung, dass kolloidales Silber nicht nur als Antibiotikum antimikrobiell gegen viele durch humanpathogene Mikroorganismen wie Viren, Bakterien, Pilze und Parasiten verursachte Krankheiten wirkt, sondern auch – zum Beispiel bei Knochenbrüchen – durch einen speziellen, im kolloidalen Silber immanent wirkenden Heilstimulus die Regenerierung und Neubildung von zerstörtem Knochen- und Körpergewebe fördert.

Zulassung von kS als Medikament: Würde die Zulassung von kolloidalem Silber als Medikament beantragt, müsste der Einreicher den wissenschaftlichen Nachweis für die angemeldeten Indikationen führen. Das erfordert die Durchführung vieler Versuchsreihen und Versuchen (in-vivo, in-vitro), Placeboversuche und Doppelblindstudien. Die Kosten für das Zulassungsverfahren würden sich zwischen 200.000 und 300.000 Euro bewegen.

Zulassungspflichtige Heilmittel und kS: Kolloidales Silber ist ein zulassungspflichtiges Heilmittel. Es unterliegt dem deutschen Arzneimittelgesetz (AMG).

Zusatzstoff-Zulassungsverordnung (ZZulV): deutsche Bestimmung, welche die Beimengung von Zusatzstoffen bei Lebensmitteln regelt.

Zweites Immunsystem und kS: Nach Ansicht der Befürworter von kS unterstützt kolloidales Silber die Abwehrzellen des menschlichen Körpers im Kampf gegen die krank machenden (pathogenen) Mikroorganismen wie Viren, Bakterien, Pilze und Parasiten.

Zytologie: Zellenlehre, Lehre von Struktur und Funktion der Zelle und ihrer Bestandteile.

Zytotoxisch: zellgiftig, zellschädigend.

Literaturnachweis

Amann, Max: *Dem Geist auf die Sprünge helfen.* o. O. 2000.

Arnim, Sigmund C. F./Hammerstein, Carl Heinz: *Das Kaali-Patent. Sieg über Krebs und Aids? Indigo Gesundheit,* Mittenwalde, 2005.

Bartel, O.: *Silber, kolloidales Silber ist kein Silbernitrat.* o. O., o. J.

Barnowski, Zane: *Colloidal Silver. The natural antibiotic Alternative,* N.Y., 1995.

Bechhold, H.: *Colloids in Biology and Medicine,* V. Nostrad, 1919

Beck, Robert C.: *A Few Unique Plus Traditional Uses For Silver Colloid,* C. M., 1997.

Beck, Robert C.: *A First Aid Kit for the Future,* C. M., 1999

Beck, Robert C.: *A Health Protocol for Use at Home, Part 2,* C. M., 1997.

Beck, Robert C.: *A Proposed Experimental/Theoretical Noninvasive, Nonpharmaceutical. In-Vivo-Method.* C. M., 1996.

Beck, Robert C.: Artikel in *Nexus* über Beck-Protokoll. o. O., o. J.

Beck, Robert C.: *Bob Beck's Workshop Papers.* o. O., o. J.

Beck, Robert C.: *Colloidal Silver.* Entwurf, o. O., o. J.

Beck, Robert C.: *Colloidal Silver, a necessity for good and bad times.* o. O., o. J.

Beck, Robert C.: *Colloidal Silver – The Universal Germicide.* C. M., 1998.

Beck, Robert C.: *Colloidal Silver – The Wonder Cure Time Forgot.* C. M., 1998.

Beck, Robert C.: *Currently Preferred Silver Colloid Making Apparatus, Means and Method.* C. M., 1997

Beck, Robert C.: *Dr. Beck's four treatment protocols.* C. M., 1998.

Beck, Robert C.: *Dr. Robert Beck: An Introduction to my Research.* C. M., 1998.

Beck, Robert C.: *Electricity for Health. The Beck Protocol. Part 1: Introduction to the Beck Protocol.* C. M., 1997.

Beck, Robert C.: *Exact Means and Methods for Eliminating Diseases and Cancer. Abstract/Summary.* C. M., 1998.

Beck, Robert C.: *Experimental In-Vivo Blood Clearing Device For Eliminating Viruses, Pathogens, Microbes, Bacteria, Fungi and Parasites. Abstract/Summary.* C. M., 1998.

Beck, Robert C.: *How to make Ionic/Colloidal Silver.* C. M., 1998.

Beck, Robert C.: *Ionic/Colloidal Silver.* C. M., 1995.

Beck, Robert C.: *Introduction into my Work. Lecture Note.* C. M., 1998.

Beck, Robert C.: *Questions and Answers about the Beck Protocol.* C. M., 1997.

Beck, Robert C.: *Questions and Answers about the Beck Protocol. Part 2.* C. M., 1998.

Beck, Robert C.: *Quick Summary: A New Paradigm for Instant Healing.* C. M., 1997.

Beck, Robert C.: *Making Your Own Colloidal Silver.* C. M., 1994.

Beck, Robert C.: *Movidyn is a form of colloidal silver.* C. M., 1996.

Beck, Robert C.: *Proposed Theoretical In-Vivo Blood HIV, Pathogens, Parasite and Fungi Neutralizing Device. Abstract/Summary.* C. M., 1998.

Beck, Robert C.: *Sharing Health From the Heart. Beck Protocol.* C. M., 1991/1992.

Beck, Robert C.: *Silver Generator.* C. M., 1994.

Beck, Robert C.: *Take back your Power.* C. M., 1998.

Beck, Robert C.: *The Beck Protocol: A First Aid Kit of the Future.* C. M., 1996.

Beck, Robert C.: *THE BECK ZAPPER. Renewed Hope Against AIDS.* C. M., 1991/1997.

Beck, Robert C.: *The Colloidal Silvermaker.* C. M., 1998.

Beck, Robert C.: *The Doctor of the Future.* C. M., 1997.

Beck, Robert C.: *The Silver Maker. Colloidal Silver Generator.* C. M., 1997.

Beck, Robert C.: *Transcript: Dr. Robert C. Beck. Whole Life Expo.* C. M., 1996.

Beck, Robert C.: *What is The Beck Protocol?* C. M., 1998.

Beck, Robert C.: *Your Health is your greatest Wealth.* C. M., 1997.

Beck, Robert C.: *Suppressed Medical Discovery.* o. O., o. J.

Beck, Robert C.: *Total Cancer Remissions through Blood Electrification with Silver Colloid.* C. M., 1998.

Becker, Robert O.: *Der Funke des Lebens.* München, 1994.

Becker, Robert O.: *Silver Ions: Altered Cells Morphology, Anti-bacterial Properties, and Stimulated Tissue Growth and Healing.* o. O., o. J.

Becker, Robert O.: *The Discovery of Silver.* o. O.,o. J.
Begley, S. Pillsbury, D.: *The End of Antibiotic.* N.Y., 1994.
Bird, Christopher: *Secrets of the Soil.* o. O.,o. J.
Bornowski, Zane: *Colloidal Silver: The Nature Antibiotic Alternative.*
Breckenridge, Michael: *Silver to the rescue.* o. O.,o. J.
Cobum, Dayana L.: *The Wonders of Colloidal Silver.* o. O.,o. J.
Courtenay, Kevin F.: *Colloidal Silver. The hidden truth.* Sidney, 1997.
Crookes, Henry: *Use of Colloids in Health and Disease.* o. O.,o. J.
Day, Philipp: *The ABC's of Disease.* o. O., o. J.
Farber, M. Paul: *The Micro Silver Bullet.* o. O.,o. J.
Fleming, A. *Colloidal Silver. The Natural Antibiotics.* o. O., 1996.
Ford, Larry C.: *Letter of Colloidal Silver.* o. O., 1988.
Gibbs, Ronald J.: *Silver Colloids. Do They Work?* o. O., 1999.
Gill, Bob/Beck, Robert C: *Selbstheilung ist machbar. Die Vier-Säulen-Therapie.* o. O., 2005.
Haley, Daniel: *Politics in Healing. The Opression and Manipulation in American Medicine.* o. O., o. J.
Hill, John: *Colloidal Silver. A Literature Review. Medical Uses, Toxology and Manufacture.* Rainier, 2000.
Kühnli, Werner/von Holst, Walter: *Kolloidales Silber als Medizin.* AT-Verlag, 2005.
Leven, Karl-Heinz: *Antike Medizin.* o. O., o. J.
Mayer-Picard, Robert E.: *Angewandte Elektromedizin.* o. O., o. J.
Metcalf, Mark: *Colloidal Silver: Making the Safest and Most Powerful Medicine on Earth for the Price of Water.* o. O., o. J.
Nordberg, G. et. al.: *Silver Handbook.* Amsterdam, 1986.
Peters, Kristina: *Kolloidales Silber: »Zaubertrank« der Neuzeit?* 2005.
Pies, Josef: *Immun mit kolloidalem Silber.* Freiburg, 2005.
Powell, Jim: *Our Mightiest Germ Fighter.* N.Y., 1978.
Ploski, Thomas: *Historie des Silbers.* Merenberg, 2012
Redecke, Michael: *Das heavy metal Silber und der heavy business mit lighten Versprechungen.* o. O., o. J.
Searle, Alfred: *The Use of Colloids in Health and Disease.* C&C. Comp., 1919.
Selden, G., Becker, R., Guarnaschelli, M.: *The Body Electric: Electromagnetism and the Foundation of Life.* o. O.,o. J.

Schaufelberger-Landherr, Edith: *Kolloidales Silber.* MBV Basel, o. J.
Schauss, Alexander: *Silver and the other Colloidal Minerals.* o. O.,o. J.
Schramm, Henning: *Metalle und Mineralien in der Therapie.* o. O.,1991.
Selawry, Alla: *Metallfunktionstypen in Psychologie und Medizin;* o. O., 1985.
SOTA Instr.: *What is The Beck Protocol?* o. O., 2005
SOTO Instr.: *How to Use The Beck Protocol?* o. O., 2005.
SOTA Instr.: *A Health Protocol for Use at Home.* o. O., 2005.
SOTA Instr.: *12 Steps to Creating Health.* o. O., 2005.
SOTA Instr.: *Why are We Getting Sick?* o. O., 2005.
Trudeau, Kevin: *Natural Cures They Don't Want to Know about.* o. O., o. J.
Worthington, Maurice: *Medical Silver Home Remedies.* o. O., 1928.

Veröffentlichungen in Fachzeitschriften und anderen Publikationen:

Lam, Chan, Ho und Liew: *In-vitro Citotoxicity Testing of a nano crystalline Silver dressing (Acticoat) on Cultured Keratinocytes.* Hong Kong, o. J.
NN: *A Case of Puerperal Septicemia Succesfully Treated with intravenous Injections of Collosol Argentum. The Lancet,* 1916.
NN: *Arsenal of Antibiotics Failing as Resistant Bacteria Develops. The Los Angeles Times.* o. J.
NN: *Collosol Argentum and his Ophthalmic Uses. The British Medical Journal,*1915.
NN: *Colloidal Silver, a Necessity for good and bad Times. Pereparedness Journal,* o. J.
NN: *Colloidal Silver as a Remedy for Aids. Provo Herald,* 1992.
NN: *Colloidal Silver in Sepsis. Journal of the American Association of Obstetricians and Gynecologists,* 1916.
NN: *Colloidal Silver – The Universal Germicide.* o. O., 2005.
NN: *Electric Metallic Colloids and their Therapeutical Applications. The Lancet,* 1912.
NN: *Experiments on the Germical Action of Colloidal Silver! The Lancet,* 1914.

NN: *Kolloidales Silber statt Antibiotika? Arznei-Telegramm,* 2003.

NN: *Obskure Mittel aus dem Internet – Ist die Quacksalberei auf dem Vormarsch? Infodienst für Ärzte und Apotheker,* 2001.

NN: *Revenge of the Killer Microbes? Time Magazine,* 1995.

NN: *Silver ist the best Allround Germ Fighter. Bio Tech News,* 1995.

NN: *Silver – Our Mightiest Germ Fighter. Science Digest,* 1978.

NN: *Some Recent Observations on Spruce. The British Medical Journal,* 1913.

NN: *The Bacterial Action of Collosols of Silver and Mercury. The British Medical Journal,* 1915.

NN: *The Body Electric and Treatment of Orthopedic Infections with Electrical Generated Silver Ions. The Journal of Bone and Joint Surgery,* 1978.

NN: *The End of the Miracle Drugs?, Newsweek,* 1994.

NN: *The Truth about Silver. Miami Pub Med,* o. J.

NN: *Warning: Antibiotics Could Endanger Your Child!, Reader's Digest,* o. J.

NN: *Who is using colloidal Silver?, Nexus Magazine,* o. J.

NN: *The Wonder Cure Time Forgot,* o. O., 2005.

Rom-Elektronik: *Anleitung zum Sikolyser.* Nattenhausen, 2000.

Searle, Alfred: *Colloidal Preparations of Silver in Pharmacy. British Medicine Journal,* 1919.

Searle, Alfred: *Use of Colloids in Health and Disease. Health Consciousness Magazine,* 1919.

Thieme, *Zeitschrift für Gastroenterologie,* Beitrag: *Argyrie nach langjähriger Einnahme eines Antazidums.* P. Ordubadi, W. Jurecka, A. Fink, M. Wasilewski, M. Gschwantler. Gelesen 02/2013.

Trust, Downsett C.: *The Use of Silver-based Dressings in Wound Care.* London, o. J.

Über den Autor

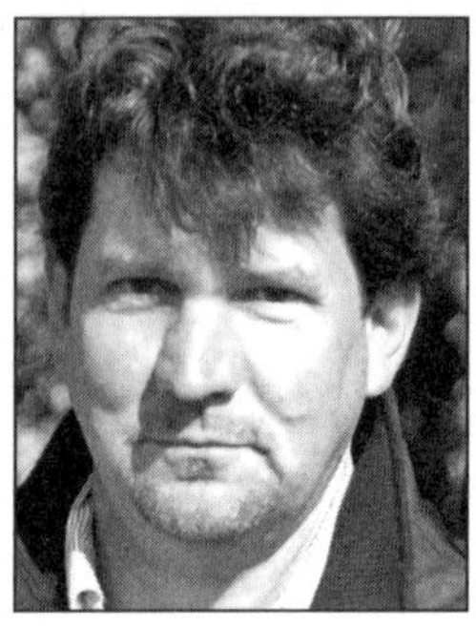

Oliver Franneck wurde 1967 in Rendsburg (Schleswig-Holstein) geboren. Er ist verheiratet und hat drei Kinder. Zwischen 2003 und 2007 hat er als Quereinsteiger an verschiedenen Methoden der alternativen »Elektromedizin« geforscht und auf Grundlage der Forschungsergebnisse des US-amerikanischen Physikers Dr. Robert Beck verschiedene Geräte entwickelt, u. a. den »Blutzapper« zur Blutreinigung, den »Silber(wasser)generator« und den »Ozongenerator« für die Ozonwassertherapie.

Er hat 2007 die von Dr. Robert Beck entwickelten Thesen unter dem Titel *Das Kaali-Patent!* erstmalig auf dem deutschen Buchmarkt veröffentlicht; es beschreibt mutmaßliche Heilungsmethoden gegen Krebs und Aids.